心智·新思

U0385962

MAKING UP THE MIND
How the Brain Creates Our Mental World

心智的构建

大脑如何创造
我们的精神世界

［英］克里斯·弗里思（Chris Frith） 著

杨南昌 等 译

中国人民大学出版社
·北京·

图书在版编目（CIP）数据

心智的构建：大脑如何创造我们的精神世界/（英）
克里斯·弗里思（Chris Frith）著；杨南昌等译.
北京：中国人民大学出版社，2025. 1. --ISBN 978-7-
300-33261-1

Ⅰ. R338.2-49

中国国家版本馆 CIP 数据核字第 20247T4411 号

心智的构建

大脑如何创造我们的精神世界

［英］克里斯·弗里思　著

杨南昌　等　译

Xinzhi de Goujian

出版发行	中国人民大学出版社	
社　址	北京中关村大街31号	**邮政编码**　100080
电　话	010-62511242（总编室）	010-62511770（质管部）
	010-82501766（邮购部）	010-62514148（门市部）
	010-62515195（发行公司）	010-62515275（盗版举报）
网　址	http://www.crup.com.cn	
经　销	新华书店	
印　刷	涿州市星河印刷有限公司	
开　本	890 mm × 1240 mm　1/32	**版　次** 2025 年 1 月第 1 版
印　张	10.75 插页 2	**印　次** 2025 年 1 月第 1 次印刷
字　数	194 000	**定　价** 69.00 元

中文版新序

中国人民大学出版社决定将我这本《心智的构建》翻译成中文并再次出版，对此我感到非常荣幸与欣喜。

我写这本书主要有两个目的。首先，我想分享我对认知神经科学的热情，以及对能够探索大脑与心智之关系的兴奋之情。其次，我想阐明，认知神经科学的研究发现所蕴含的意义已远远超出这个学科领域；这项工作影响了我们对人是什么、合作的本质以及文化基础的理解。

这本书出版 16 年后，我很高兴地看到许多人也和我一样感到兴奋。"双人神经科学"（two-person neuroscience）已成为脑成像研究的重要方法论。社会认知的研究有了显著增长，尤其是对群体决策和合作的研究。认知，特别是元认知在文化创造中的作用也越来越受关注。

我很荣幸我的书在中国得到阅读，因为中国有着非常悠久的合作和文化历史，这是我们大家都可以学习的。当我还是剑桥大学的一名青年学生时，受到约瑟夫·尼达姆（Joseph Needham）教授关于中国科学的演讲的启发，我开始对中国文化怀有浓厚兴趣。这种兴趣在我的书中也有所体现——我引用了唐代著名诗人李商隐的一首诗来说明翻译的问题。当然，这个问题并不完全是因为翻译而产生的，这首诗即使在原著中也难以理解。

沟通和理解是我这本书的核心主题之一。一方面，沟通似乎很困难；但是另一方面，多数时候，我们能够很好地理解对方想表达的思想。最后，我希望这本新译著带来的新读者将会喜欢我的书，一如我撰写它的时候乐在其中。

克里斯·弗里思

2023 年 6 月 25 日

Preface for the New Chinese Edition

I am honoured and delighted that China Renmin University Press has chosen to republish my book, *Making up the Mind*.

I had two main aims when I wrote this book. First, I wanted to share my enthusiasm for cognitive neuroscience and my excitement at being able to explore the relationship between the mind and the brain. Second, I wanted to show that the discoveries being made in cognitive neuroscience have implications well beyond this discipline. This work affects our understanding of what it is to be human, the nature of cooperation and the basis of culture.

Sixteen years later, I am happy to observe that many others have shared my excitement. 'Two-person neuroscience' has become an important methodology in brain imaging studies. There has been a dramatic increase in studies of social cognition with an emphasis on group decision-making and cooperation. There has also been increasing interest in the role of cognition, especially meta-cognition in the creation of culture.

I am very pleased that my book is being read in China, since China has a very long history of cooperation and culture from which we can all learn. I have a long-standing interest in Chinese culture inspired by attending a lecture on Chinese Science from Joseph Needham when I was a young student at Cambridge. This interest is revealed in my book, since I use a poem by the famous poet of the Tang dynasty, Li Shangyin, to illustrate the problem of translation. Of course, the problem does not arise purely because of translation. This poem is difficult to understand even in its original form.

The problem of communication and understanding is one of the key themes of my book. On the one hand communication seems to be so difficult. On the other hand, most of the time, we all understand each other very well. And so, I hope the new audience created by this new edition will enjoy reading my book as much as I enjoyed writing it.

Chris Frith

2023-06-25

译者新序

从神经科学视角理解学习的新窗口

学习科学是多学科交叉研究学习的新兴领域，从其英文名"Learning Sciences"的复数形式上可见这一显著特征。布兰斯福特（John D. Bransford）等人认为，学习科学聚焦于三个重要的领域：正式学习、非正式学习，以及内隐学习和大脑。传统教育心理学的绝大部分研究聚焦于基于实验情境的学习（正式学习）这个方向。非正式学习往往发生在校外的工作和日常生活场所；研究通常基于真实情境，希望从人的日常生活实践中寻找学习的真谛，并以此反观、变革学校中的正式学习。随着20世纪90年代莱夫（Jean Lave）和温格（Etienne Wenger）提出"情境学习"理论，这一方向的研究在教育领域逐渐广为人知。内隐学习发生于不需要意识努力就能获得复杂信息，而且得到的知识很难用语言表达的学习情形。神经科学研究则致力于解释学习发生的内部机制以及相关的生物学基础。

以往，这三个领域的研究基本上独立进行，不同领域的研究者各自将他们的研究发现直接应用于教育，所起作用通常略显微薄。意识到这一点，学习科学研究者正努力跨越领域现存边界，为产生变革性的学习理论，成功理解和提升人类学习，逐步走向三者整合发展的新路径。

在这一发展趋势下，我们就需要了解更多来自不同领域，尤其是认知神经科学领域有关学习的研究成果。这本由世界顶级神经科学家克里斯·弗里思撰写的《心智的构建》就是帮助我们打开上述视野的最佳渠道之一，是我们了解心智与大脑之关系的入门书。这部经典将带领读者进入一个神奇的由大脑构建的精神世界，揭开大脑、心智、行为与外部世界如何交互的神秘面纱。

那么，神经科学究竟能为学习科学带来什么呢？布兰斯福特等人指出，要建立一门成熟的学习科学，不仅需要理解学习的发生，还需要理解学习怎样发生和为什么发生。然而，长期以来，与化学和物理学相比，心理学在人类心理活动的研究上由于未能提供精确的测量而被称为"软"科学，特别是在涉及心理过程内部机制时，往往停留于推测与猜想。随着事件相关电位技术（ERPs）、脑功能扫描技术（正电子发射断层扫描，PET；功能磁共振成像，fMRI；脑磁图，MEG）等脑活动测量技术在 20 世纪末相继出现，打开关于心理发生机制的"脑活动"黑箱正逐步成为现实。比如，结合 ERPs、fMRI 或 MEG 技术的心理学研究可以提供学习和记忆神经机制中的时间延展和空间位置信息；神经科学测量的高度敏感性有助于理解学习中的个体差异；等等。总之，神经科学让我们可以更好地探索学习的内部机制和生物基质，丰富了我们对学习怎样发生的理解，为我们解释学习提供了强有力的证据。

但是，鉴于人脑活动机制的高度复杂性以及真实场景中人类学习的复杂性，目前神经科学领域的研究发现和教育应用之间还存在一条鸿沟。为此，神经科学家一直在努力寻找桥接乃至闭合这条鸿沟的有效途径。关于这一点，本书能给我们带来什么样的启示呢？本书作者克里斯·弗里思提出了自己的独特见解。

> 在《心智的构建》这本书中，我讨论了我们从周遭的自然和社会世界中获取有用信息的种种方式，以及如何利用这些信息建构关于自然和社会世界的模型，以促使我们成功地与这个世界进行交互。换句话说，我描述了我们了解世界的方式。或许，我该把这种学习称作自然式学习（natural learning），从而与和正式教育相关的、典型的教授式学习（instructed learning）区别开来。
>
> 自然式学习大多自动发生且永不停止，因为我们必须不断地调适自己以应对我们身边这个千变万化的物质与社会世界。与此相对，教授式学习有特

定的目标（比如学习乘法表），发生在有限的时间段内。然而，自然式学习和教授式学习都依赖发生在脑中的活动过程。对这些脑活动过程的理解越透彻，我们就能越好地创建最佳的教育实践。

神经科学与教育的关联性非常明显，但是，目前我们一定要慎重应用来自脑科学的知识，因为我们知道的还是太少了。因此，我们必须避免被广为流传的"神经神话"蒙骗。诸如"有些人是左脑型而另一些人是右脑型"或者"3岁之后大脑就不再可塑"这样的观点都是这类"神经神话"。

那么，本书对于教育者来说寓意何在呢？首先，教育者通过创建相关学习能自动发生的环境，或许能更加明确地利用自然式学习，也能明确认识到无意识知识的重要性。其次，教育者应当认识到，教授式学习依赖于教师和学生所共享的意图和目标。在过去的几年里，神经科学家对师生间这种合作如何涌现的研究兴趣愈发浓厚。基于这些研究的新发展对教育具有特别重要的意义。[①]

在作者看来，人们每时每刻都在学习，即便在没有意识到的情况下也是如此。这种自然式学习实际上就是学习科学

———————————

① 引自与作者的电子邮件交流，2011年7月27日。

所指的内隐学习。内隐学习具有教育性甚至发展性的价值，因为它使主体在即使没有正式的教学和有意识的学习努力时，也能通过倾听、观察，以及与所遇见的人、物互动适应新的环境。我们都是积极的学习者、行动者，也是掌控自己命运的自由主体。我们依据先验知识和来自不同感官的信息构建关于世界的模型，并通过预测接下来会发生什么做出行动选择以作用于这个世界。

因此，个体的先验知识、预测和构建世界模型的能力对于学习显得至关重要。婴儿不是空着脑袋来到这个世界，孩子们更不是空着脑袋走进教室。感知最初所需的一些先验知识经过数百万年的进化早已根植于人类的大脑。我们天生有偏见的倾向，在还没有获得任何有关他人的信息之前，我们就开始猜测。对人过早判断，偏见难免产生。但是，我们必须为偏见正名，因为我们所有的社会互动几乎都是以偏见开始的。正是这些偏见促使我们开启了猜测和预测的循环。通过这种循环，我们大脑构建的关于物质世界的模型以及关于他者心智世界的模型才能变得越来越精确，与世界的互动和与他人的交流才能顺利进行，有意义的学习才能产生。总之，全书隐含着许多有关学习的新解释和新观点，为我们打开了一扇从神经科学视角理解学习的新窗口。

感谢本书作者克里斯·弗里思教授对本书翻译给予的帮

助。在翻译过程中，我们通过电子邮件与他进行了多次沟通，他的每次回复都非常认真和及时。他欣然为本书写下中文版序，并就"神经科学与教育"议题发来自己的独特见解。他还不厌其烦地帮我们解释碰到的翻译问题，特别是在书名的翻译上，甚至邀请他的一位华人朋友——神经科学家刘克顽（Hakwan Lau）为我们提出了很好的建议。对此，我们深表敬意！

2012年7月，本书译稿有幸被列入"21世纪人类学习的革命"译丛（第二辑），首次在华东师范大学出版社出版。感谢译丛主编任友群教授、裴新宁教授、赵健教授、郑太年教授，是他们的鼓励和信任，使我有幸参与该译丛的翻译工作。在此，向他们表示最诚挚的谢意！

令人欣喜的是，本书译稿首版问世12年之后，还能在中国人民大学出版社再版。衷心感谢中国人民大学出版社编辑郦益，正是在他的支持和帮助下，才有该书的再版。

本书的翻译是江西师范大学教师教育高等研究院学习科学与教学设计（LSID）研究团队共同努力的结果。陈祖云、曾玉萍、刘娇、李晶、罗丽、林莎莎、虞敏、胡娟等参与了书稿的首版翻译；在前后一年多的时间里，大家齐心协力，分工合作，牺牲了很多个节假日和休息日。覃稔、朱添华、乌日娜、余凌倩、李怿倞、刘云华、李佳烜、陈琳等参与了书稿再版的校对。我对团队每位成员的辛勤付出表示由衷的感谢。

在翻译过程中，尽管我们对每个专业术语都进行了认真查对与核实，并尽可能做到忠实原著，但由于水平有限，在译文的内容表达和词义理解上纰漏难免，恳请广大读者和同人批评指正。

杨南昌

2023 年 9 月 9 日

修订于江西师范大学名达楼

前　言

在我的头脑里，有一种比洗碗机或计算器还要好的神奇节力装置。它可以帮助我从对身旁各种事物的重复乏味的辨别中解脱出来，乃至我不必思考如何控制自己的动作。这样，我就能集中精力，关注生活中的重要事情：结交朋友和共享思想。当然，我的大脑不仅将我从应付那些繁杂琐事中解脱出来，还创建了一个融入社会世界的"我"。此外，正是我的大脑使我能与我的朋友共享我的精神世界，也因此使我们能够比我们当中的任何个体创造出更大价值的东西。本书将描述大脑是如何造就这一神奇的。

致　谢

　　在英国医学研究理事会（MRC）和惠康基金会（Wellcome Trust）的资助下，我的这项关于心智和大脑的研究才成为可能。医学研究理事会通过对米德尔塞克斯郡哈罗市诺斯威克公园医院（Northwick Park Hospital）临床研究中心的蒂姆·克罗（Tim Crow）精神病学研究小组的支持，启动了我关于精神分裂症的神经心理学研究工作。那时，我们只能对心智和大脑之间的关系进行间接推论。但是，20世纪80年代，随着脑扫描技术的发展，这一切随之改变。惠康基金会帮助理查德·弗龙茨科维亚克（Richard Frackowiak）建起了功能成像实验室，并支持我在那儿进行有关意识和社会互动的神经相关性的研究。关于心智和大脑的研究打破了传统学科的界限，整合了从解剖学、计算神经生物学到哲学和人类学等多学科的研究。我为自己在由多学科——或多国家组成的团队中工作而感到幸运。

　　在与伦敦大学学院（UCL）的同事和朋友的互动合作中，我受益良多，特别是与雷·多兰（Ray Dolan）、迪克·帕辛厄姆（Dick Passingham）、丹尼尔·沃尔珀特（Daniel Wolpert）、蒂姆·沙利斯（Tim Shallice）、乔·德赖弗（Jon Driver）、保罗·伯吉斯（Paul Burgess）和帕特里克·哈格德（Patrick Haggard）等人的互动合作。本书写作开初，围绕大脑与心智的主题，我和我的朋友雅各布·霍伊（Jakob Hohwy）、安德烈亚斯·勒普斯托夫（Andreas Roepstorff）在丹麦的奥胡斯市，以及和约瑟夫·佩纳（Josef Perner）、海因茨·维默尔（Heinz Wimmer）在奥地利的萨尔斯堡市进行了多次富有成效的讨论。马丁·弗里思（Martin Frith）和约翰·劳（John Law）就书中的多个主题与我辩论，这是我终生难忘的。伊芙·约翰斯通（Eve Johnstone）和肖恩·斯彭斯（Sean Spence）慷慨相助，为我提供了有关精神病性现象的专家建议以及他们在脑科学研究上的真知灼见。

每周我都要与和我一起共进早餐的小组进行讨论，从未间断，本书最重要的写作动力也许来源于此。萨拉-杰恩·布莱克莫尔（Sarah-Jayne Blakemore）、达维娜·布里斯托（Davina Bristow）、蒂里·沙米纳德（Thierry Chaminade）、珍妮·库尔（Jenny Couli）、安德鲁·杜金斯（Andrew Duggins）、奇洛·法勒（Chloë Farrer）、海伦·加拉格尔（Helen Gallagher）、托尼·杰克（Tony Jack）、詹姆斯·基尔纳（James Kilner）、刘克顽（Hakwan Lau）、埃米利亚诺·马卡卢索（Emiliano Macaluso）、埃莉诺·马圭尔（Eleanor Maguire）、皮埃尔·马凯（Pieere Maquet）、珍·马钱特（Jen Marchant）、迪恩·莫布斯（Dean Mobbs）、马赛厄斯·佩西廖内（Mathias Pessiglione）、基亚拉·波塔斯（Chiara Portas）、杰兰特·里斯（Geraint Rees）、约翰内斯·舒尔茨（Johannes Schultz）、苏希·舍吉尔（Sukhi Shergill）和塔尼亚·辛格（Tania Singer）都为本书的成形做出了贡献。我向他们表示深深的谢意！

卡尔·弗里斯顿（Karl Friston）和理查德·格雷戈里（Richard Gregory）阅读了书稿的多个章节，并提供了诸多帮助和有用的建议。感谢保罗·弗莱彻（Paul Fletcher），在本书写作早期，他鼓励我创造了与本书叙述者辩论的英文教授和其他人物角色。

菲利普·卡彭特（Philip Carpenter）不遗余力地为本书提供了深刻的评论。

我要特别感谢阅读了本书所有章节并提供了详细评论的那些人。肖恩·加拉格尔（Shaun Gallagher）和两位匿名的读者提出了诸多有价值的建议。罗莎琳德·里德利（Rosalind Ridley）促使我更加细致地思考我的主张，对术语的使用也更加准确。亚历克斯·弗里思（Alex Frith）帮助我扫除了行话的障碍，使我保持了工作的连续性。

尤塔·弗里思（Uta Frith）全程参与了该项目。没有她的案例和指导，本书是不可能问世的。

目　录

序曲 ‖‖‖‖
真正的科学家不研究心智

心理学家害怕聚会

　　和其他任何群体一样，科学家也有等级之分。而心理学家在某些方面可能接近这个等级的底层。读大学一年级时我就发现了这一现象，当时我正在学习自然科学。有通知说：学生可以在自然科学荣誉学位课程（tripos）的第一部分研究心理学，这可是破天荒第一次。一听到这个消息，我就急切地跑到大学导师那儿，问他是否知道这回事。"是的，"他答道，"但是，我认为我的学生不会愚钝到想去研究心理学。"他是一个物理学家。

　　或许是因为没有完全理解"愚钝"是什么意思，我没有被导师的这番话吓倒，并从物理学的研究转向心理学。从那时起，我一直坚持心理学研究，但是从未忘记我在这个等级中的位置。在一些学术聚会中，当有人问："那你是做什么的？"这个等级问题就不可避免地随之出现。我思考再三，然后回答："我是一名心理学家。"

当然，在过去的 30 年，心理学发生了巨大变化。我们从其他学科借用了很多技能和概念。我们不光研究行为，还研究大脑（如图 0.1 所示）。我们广泛使用计算机分析数据，

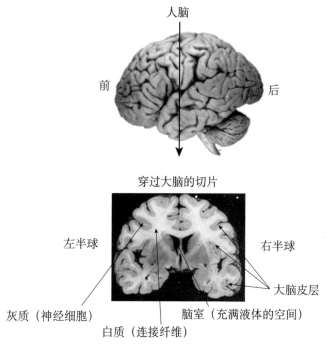

图 0.1 全脑和事后切片

上图是从某视角（顶部）看到的人脑。下图是按照箭头所示方向截取的切片。大脑的最外层（大脑皮层）由灰质组成，并且高度折叠，这样在一个小的体积中就能容纳下大脑皮层的巨大表面。大脑皮层包含大约 100 亿个神经元。

资料来源：University of Wisconsin-Madison Brain Collection 69-314, http://www.brainmuseum.org。图像和样本由美国国家科学基金会（NSF）和国家卫生研究院（NIH）资助。

并为"心智如何运行"提供隐喻。①我的大学身份徽章标注的不是"心理学家"，而是"认知神经科学家"。

"那你是做什么的?"有个人问道。我估计她是物理学的新领头人。对于这个问题，我回答说："我是一名认知神经科学家。"令人遗憾的是，这个回答是徒劳的。在我对"我到底是做什么的"进行一番费劲的解释之后，她带着一副特别的表情说："哦，你是一个心理学家!"言下之意是："为什么你们不去研究真正的科学?"

英文教授加入这个谈话，开始谈论精神分析。她说她的一个女儿"很难接受弗洛伊德"。我不想去解释说，弗洛伊德是一个爱讲故事的人，他那关于人类心智的推测大部分是不切题的；这会破坏我在饮茶时的兴致。

几年前，《英国精神病学杂志》(*British Journal of Psychiatry*)的编辑（显然是阴差阳错）请我去评价一篇有关弗洛伊德学说的文章。我马上被这篇文章吸引，因为它与我通常评价的那些文章有微妙差别。和任何科学研究文章一样，这篇文章附有大量"参考文献"(reference)。"参考文献"指在相同主题上已经发表的文章。我们列出参考文献，部分是为了感谢前辈们所做的工作，但主要是为了支持我们

---

① 我不得不承认，还有一些顽硬派，他们仍然否认，大脑和计算机研究能够对"心智如何运行"做出任何的解释。

在自己的文章中所提出的主张。"口说无凭，你会发现我的方法在博克斯和考克斯（Box & Cox, 1964）那里得到了充分的证实。"[1]但是，在这篇有关弗洛伊德学说的文章中，对于其中的证据没有提供什么支持。参考文献提供的不是证据，而是观点。借助它们，你可以透过不同的弗洛伊德追随者，将这些思想的发展追溯到这位大师自己最初的话语。至于大师的思想正确与否，没有任何证据可以表明。

"弗洛伊德也许对文艺评论产生了重大影响，"我对这位英文教授说，"但是，他不是一个科学家。他对证据不感兴趣，而我是科学地研究心理学。"

"这样啊，"她回应道，"你用机械理性这个怪物扼杀了我们的人性。"[2]

我从文化分隔的两端[3]得到了同样的回应："科学家不能研究心智。"那么，问题在哪儿呢？

---

[1] 不管你信不信，这都是一篇关于一种重要统计方法的名副其实的文献；你可以在本书最后找到它。

[2] 她是研究澳大利亚小说家伊丽莎白·科斯特洛（Elizabeth Costello）作品的专家。

[3] 两种分隔的文化是指科学文化（以上文中的物理学家为代表）和人文文化（以上文中的英文教授为代表）。两种文化的分裂现象最早由英国物理学家和小说家查尔斯·珀西·斯诺在 1959 年所做的一场题为《两种文化》的著名演讲中提出。——译者注

硬科学与软科学

在主导的科学等级中，地位最高的是"硬"科学；与此相反，处在底层的是"软"科学。"硬"并不意味着这门科学就更高深。"硬"与科学主题和能采用的测量类型相关。硬的东西（像钻石）有确定的边线，能够被精确测量。软的东西（像冰激凌）边线难以确定，可能需要变换不同的测量方法。硬科学，比如物理学和化学，研究的是能非常精确测量的实在之物。例如，光的速度（在真空中）正好是 299 792 458 米 / 秒，铁原子比氢原子重 55.405 倍。这些数据非常重要，依据各种元素的原子重量，元素周期表才能建立起来，并提供关于物质的亚原子结构的最初线索。

与物理学和化学相比，过去的生物学更偏向软科学。但是，随着科学家发现 DNA 分子中的基因由精确碱基对序列组成，这一情形发生了显著变化。例如，绵羊的朊病毒基因有 960 个碱基对，以 "ctgcagactttaagtgattcttacgtgggc..." 序列开始。

在这种精确的测量面前，我不得不承认心理学是非常"软的"。心理学中最著名的数字就是工作记忆[①]中能保持的组块数"7"。但是，即便是这个数字也只适用于一定的条件。最早有关这方面的文章是1956年乔治·米勒（George Miller）所写的《神奇的数字7±2》（The Magical Number Seven, Plus or Minus Two）。因此，即使是心理学家所能得出的最好测量结果，也可能存在30%左右的波动。在工作记忆中能保持的记忆组块数也会因时因人而异。如果处于疲倦或焦虑状态，我能记住的数字将会减少。作为一个说英语的人，我能比一个说威尔士语的人记住更多的数字。[②]"你所期望的是什么呢？"英文教授说，"你不能将心智像展柜中的蝴蝶标本一样定格。我们每个人都是独特的。"

这个评论漏掉了关键点。没错，我们每个人都是独特的。但是，我们大家也存在共同的心智特性。这些基本特性正是心理学家所要努力探索的。在18世纪化学元素还没有被发现之前，化学家在研究岩石时碰到的也是同样的问题。心理学作为一门科学已经有100多年的历史，但是，与"硬"科学

---

① 工作记忆是一种活跃的短时记忆。这是当我们要用心记下而不是用笔记下一个电话号码时所用到的记忆。心理学家和神经科学家都在深入研究工作记忆，但是，在"确切说明他们研究的到底是什么"这一点上，仍没有达成共识。

② 这一表述并不是在表露某种反威尔士的偏见，而只是呈现心理学家在工作记忆研究领域所取得的众多重要成果之一。

相比，心理学在测量对象和测量方法的探索上几乎没花费什么时间。我相信，心理学家迟早会知道要测量什么，并且将开发出一些工具来帮助我们进行准确的测量。

客观的硬科学和主观的软科学

在不可阻挡的科学进程中，我有理由相信这些乐观的话。① 问题是，对于心理学来说，这种乐观或许站不住脚。在有关我们正在努力去测量的对象上，硬科学和软科学存在根本性的区别。

硬科学的测量是客观的，能经受检验。"你不相信光的速度是 299 792 458 米 / 秒？这有仪器，你自己去测一下。"一旦我们用仪器进行测量，数字马上就可以从刻度盘、打印机和计算机屏幕上显示出来，任何人都可以看到。但是，心理学家用他们本人或他们的志愿者作为测试工具。这些测量是主观的，无法核实。

这里以一个简单的心理学实验为例。我在计算机上编写了一个程序，它能使一组黑点从屏幕上方不断地向下方移动。我注视屏幕一到两分钟，然后按退出键让黑点停止移

---

① 英文教授没有共享这一信念。

动。客观上黑点已经不再移动，只要我将铅笔头指到其中一个黑点，我就能证实它确实没有动。但是，我有一种强烈的主观感觉：黑点正慢慢向上移动。[①] 如果这时你进来，你就会看到屏幕上的点是静止的。而我可能会告诉你，这些点看起来正在向上移动，但你怎么核实呢？这个运动仅仅发生在我的心智中。

当然，任何人都可以体验这种运动错觉。如果你注视这些移动的点一到两分钟，那么你也能看到那些静止的点正在运动。但是，这个运动发生在你的脑中，我无法核实。同时，很多其他的体验我们也无法共享。例如，我可以告诉你，只要参加聚会，我发现我就会想起与我争论过弗洛伊德的那位教授的脸。这是一种什么类型的体验呢？在我脑中真有她的脸的图像吗？我是记得这件事，还是只是记得写过这件事？这些体验永远都得不到核实。那它们怎么能作为科学研究的基础呢？

一个真正的科学家会亲自对别人报告的测量结果进行独立检验。"*Nulliu in verba*"是英国皇家学会的拉丁文会训，意思是："不管别人有多大的权威性，都不要轻信他们对你

---

① 这种现象被称作瀑布错觉（waterfall illusion）或运动后效（motion after-effect）。如果你先注视瀑布一到两分钟，然后看旁边的灌木丛，你就会有一种明显的感觉——灌木丛正在向上移动，即便你看到它们的的确确待在原地。

说的话。"① 假如遵照这一原则的话，我就不得不赞同：对你的精神生活进行科学研究是不可能的，因为我必须依赖你对自己内心体验的报告。

心理学家仅因对诸如动作、按按钮和反应时等进行客观测量，就一度以真正的科学家自封。② 但是，研究行为是永远不够的。它遗漏了关于人类体验的一切令人感兴趣的东西。我们都知道，我们的精神生活和物质生活一样真实。被爱人抛弃之痛犹如被热炉灼伤之痛。③ 心理练习能提高行为表现，这是能进行客观测量的。例如，如果你先想象在钢琴上弹奏某段乐曲，那么，你的演奏行为将得到提升。如此，为什么我就不能接受你"关于在想象中弹钢琴"的心理报告？现在，心理学家重归对主观体验的研究，包括感知、回忆和意图等。但是，问题仍然存在：我们所研究的心理的东西与其他科学家所研究的物质的东西完全不同。我要了解你的内心世界，唯一的方法是让你把自己的内心感受告诉我。你按一下按钮就告诉我你何时看到红光，你还可以准确地告

---

① *Nullius addictus iurarae in verba magistri*："我不一定要完全忠实任何大师的话。"Horace, *Epistulae*.

② 这些人是行为主义者，他们当中最著名的倡导者是约翰·华生和 B. F. 斯金纳。他们在推进他们的研究取向上显示出的热情暗示着行为主义令人不满的特性。我的一位大学导师，曾是一个热情洋溢的行为主义者，后来变成了精神分析学家。

③ 的确，脑成像研究表明，生理疼痛和社会抛弃之痛涉及的脑区是一样的。

诉我红光的色度。但是，我没办法潜入你的内心来核实你所体验到的红。

对于我的朋友罗莎琳德来说，数字在空间中有特别的位置，一周七天有特别的颜色（见书后彩图 1）。但是，这些难道仅仅是隐喻吗？我没有这样的体验。当她说这些都是她不能控制的直接感官体验时，我为什么要相信她呢？她的体验就是这样一个我永远都不能核实的精神世界的例子。

大科学能挽救软科学吗？

当用来测量的工具变得非常昂贵时，硬科学也就变成了大科学。在脑扫描仪于 20 世纪最后的二三十年被开发出来后，脑科学也就变成了大科学。一台脑扫描仪的价值通常要超过 100 万英镑。在 20 世纪 80 年代中期，脑扫描仪一投入使用，我就用上了这些设备，这纯属好运，也就是说，在合适的时间处在了合适的位置。[①] 第一台脑扫描仪的制造是基于长期建立起来的 X 射线原理。因为骨骼比皮肉坚实得多

---

① 医学研究理事会的一纸决定，宣布关闭我在精神分裂症问题上为之工作多年的临床研究中心，这成为一个推动力，促使我冒险做出职业生涯的一个重要改变——成为一名心理学家。随后，医学研究理事会和惠康基金会都大力支持新的脑成像技术，显示出它们极高的前瞻性。

（密度大多了），X 射线几乎透不过骨骼，但是多数可穿透肉体，所以，X 光机能将你体内的骨骼显示出来。在脑中也发现了这种密度的变化。脑颅骨密度非常大，脑组织像肉体一样，本身的密度很小。脑中间是充满液体的空间（脑室），这些空间在大脑的所有构成中密度最小。随着计算机轴向断层（CAT）扫描技术的发展以及 CAT 扫描仪的制造所带来的技术突破，这种设备可利用 X 射线来测量密度，然后通过运算巨大数量的数学等式（需要一台大功率计算机）来建构大脑（或身体的其他任何部位）的三维图像。这些图像能显示密度的变化，为此，人们首次可以看到一个活生生的志愿者大脑内部的结构。

几年后，一种称作磁共振成像（MRI）的更好的技术被开发出来。这种技术不是采用 X 射线，而是利用无线电波和一个非常强大的磁场。[①] 和 X 射线不同，这种操作对健康无害。MRI 扫描仪比 CAT 扫描仪对密度差异的测量更加灵敏。它产生的图像能让我们对不同类型的脑组织做出区分。这些活脑图像的品质和从头颅中取出之后用化学药品保存的死脑切片图像一样好（如图 0.2 所示）。

脑结构成像对医学产生了巨大的影响。由交通事故、中风或肿瘤生长引起的脑损伤对行为的影响非常大，这有可能

---

① 我不是非常理解 MRI 的工作原理，但有一个物理学家知道。J. P. Hormak, "The Basics of MRI," http://www.cis.rit.edu/htbooks/mri/index.html.

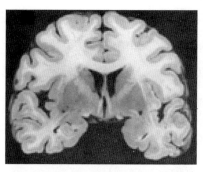

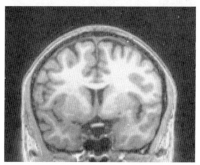

图 0.2 结构扫描（MRI）与事后脑切片照片对比

上图显示的是人死后从头颅取出的大脑的切片。下图是通过 MRI 技术从一个活的志愿者那里获得的脑图像。

资料来源：功能成像实验室；感谢奇洛·赫顿（Chloe Hutton）。

引起严重的记忆丧失或者个性的明显改变。在脑扫描仪问世之前，要发现脑损伤的确切位置，唯一的方法就是打开颅骨。这主要是在人死之后做的，但有时需要针对活人进行神经外科手术。如今，借助脑扫描仪就能准确地定位脑损伤的位置（如图 0.3 所示），病人需要做的只是在扫描仪里待上大约 15 分钟。

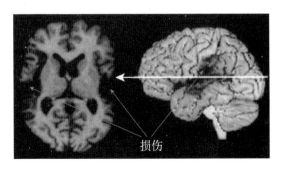

损伤

图 0.3　MRI 扫描揭示脑损伤的图例

这个病人非常不幸，接连遭遇的两次中风破坏了他的左右听觉皮层。在 MRI 图像中可以非常明显地看出损伤。

资料来源：Engelien, A., Huber, W., Silberswieg, D., Stern, E., Frith, C. D., Doring, W., Thron, A., & Frackowiak, R. S. (2000). The neural correlates of "deaf-hearing" in man: Conscious sensory awareness enabled by attentional modulation. *Brain, 123*(Pt. 3), 532–545.

脑结构成像是一门硬科学，同时也是一门大科学。建立在这些技术上的脑结构测量非常准确和客观。那么，这些测量与心理学问题有什么相关呢？

测量心理活动

对解决心理学问题起帮助作用的不是脑**结构**扫描仪，而是几年后开发出来的脑**功能**扫描仪。这些扫描仪能检测大脑消耗的能量。不管是处于清醒状态还是睡眠状态，我们脑中的 100 亿个神经元（神经细胞；如图 0.4 所示）都在连续不

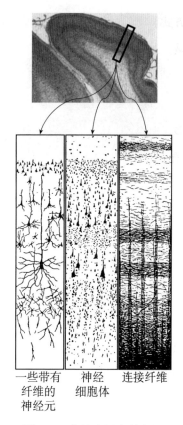

一些带有　　神经　　连接纤维
纤维的　　细胞体
神经元

图 0.4　大脑皮层和神经元

显微镜下的大脑皮层显示了神经元的三个不同方面。

资料来源：Zeki, S. (1993). *A vision of the brain*. Oxford: Blackwell; Popper, K. R., & Eccles, J. C. (1977). *The self and its brain*. London: Routledge & Kegan Paul.

断地相互发送信息。这些活动在耗费着能量。的确，大脑仅占我们体重的 2%，但却消耗了我们身体能量的 20%。脑中遍布着血管，能量则以氧的形式通过血管中的血液来分送。

这一能量分配方式调节精妙，能将更多的能量输送到大脑当前最活跃的区域。如果我们在用耳朵听，那么，大脑最活跃的部分将是两边的区域，那里的神经元直接从耳朵接收讯息（见书后彩图 2）。当这个区域的神经元处于活跃状态时，局部供血就要更多。脑活动和局部血流量变化之间的关系为心理学家所知已有 100 多年，但是在脑扫描仪发明之前是不可能检测血流量的变化情况的。① 脑功能扫描（正电子发射断层扫描，PET；功能磁共振成像，fMRI）检测出的这些供血变化可以表明哪些脑区在当前是最活跃的（主要脑区如图 0.5 所示）。

被扫描的人会感觉不舒服，这是脑扫描仪的主要缺陷。你必须平躺一小时，还要尽可能保持不动（如图 0.6 所示）。实际上，除了思考，你躺在一个扫描仪中几乎不能做什么。这对于 fMRI 来说也是一个难题，因为仪器产生的噪声就像有人在你脑袋旁边操作一个小风钻。在用老式 PET 扫描仪进行的一项早期的开创性研究中，研究者要求志愿者想象离开他们的房子，然后想象在他们到达的每一个街角向左转。②

---

① 1928 年，有人发现了脑后部供血异常的人。在他睁开和闭上眼睛时，听到他的脑视觉区血流量变化，这是可能的。

② 这一开创性工作发生在斯堪的纳维亚。戴维·英格瓦尔（David Ingvar）和尼尔斯·拉森（Niels Lassen）开发了最早的脑功能扫描形式。在最初的研究中，他们将放射性物质注入每个志愿者的颈动脉。随后，佩尔·罗兰（Per Roland）采用对志愿者更加安全的技术来查看当他们想象从房子走过时的脑活动。

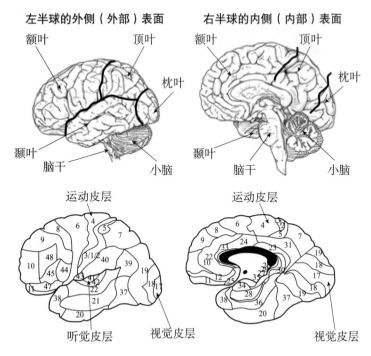

图 0.5 脑区及其细分

上图显示的是主要脑区。下图显示的是布罗德曼（Korbinian Brodmann）的皮层细分（移去小脑和脑干）。布罗德曼的细分是在显微镜下基于皮层表面完成的。他标注的数字比较随意。

这一纯粹的心理活动足已激活大脑的多个区域。

　　这就是大科学要辅助"软"心理学的地方。躺在扫描仪里的人想象他[①]正沿着街道行走。这个事件仅仅发生在他的

---

　　① 看到英文教授的眼神，我必须马上声明，这不是性别歧视。早期的功能成像研究采用的是 PET 而不是 fMRI。当采用这种技术时，志愿者需要注射小剂量的放射性物质。由于存在健康风险，大多数这类研究只限于男性；准确一点说，是年轻的右利手男性学生。

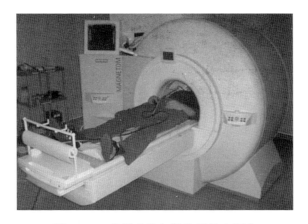

图 0.6　一位躺在脑扫描仪里的志愿者

资料来源：功能成像实验室；感谢戴维·布拉德伯里（David Bradbury）。

心智之中，实际上他并没有走或者看到任何东西。我没法进入他的心智去核实他是不是真正在做他被要求做的事情。但借助扫描仪，我就可以进入他的大脑；我还能看到，当他想象在街道上行走和向左转弯时，他的大脑就会显示出一种特有的激活模式。

当然，大多数的脑成像研究非常客观。真实的灯光在志愿者眼前闪烁，志愿者按下按钮表明他正在做真正的手指运动。但是，我（以及其他一些人）通常对与纯粹的心理事件相关联的脑活动更感兴趣。我们发现，当一名志愿者想象他在按一个按钮时，这与他在按一个真正的按钮一样，两者都能让同一脑区变得活跃（如图 0.7 所示）。假如没有脑扫描

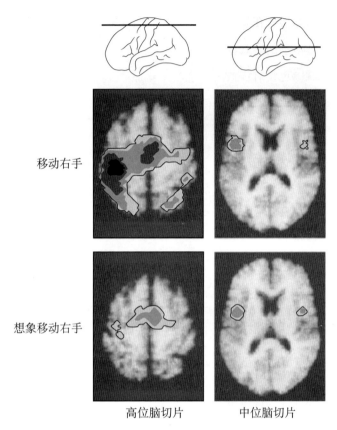

移动右手

想象移动右手

高位脑切片　　　　中位脑切片

图 0.7　真实运动与想象运动时的脑图像

　　图中显示的是用来揭示脑活动的脑横截面位置（高位和中位）。上面的横截面图显示的是你移动右手时的脑活动；下面的横截面图显示的是你想象移动右手时的脑活动。

　　资料来源：Stephan, K. M., Fink, G. R., Passingham, R. E., Silbersweig, D., Ceballos-Baumann, A. O., Frith, C. D., Frackowiak, R. S. (1995). Functional anatomy of the mental representation of upper extremity movements in healthy subjects. *Journal of Neurophysiology, 73*(1), 373–386.

仪，当志愿者在想象按一个按钮时，我们绝不可能获得有关他的脑活动的客观信号。经我们核实，他的手指没有动一丁点，肌肉也没有任何细微抽动。我们假定，他正按照我们的指令，在每次听到信号时去想象他在按一个按钮。通过测量脑活动，我们就能客观证实这些心理事件。借助脑扫描仪，我或许可以辨别，你正在想象移动的是你的手指还是脚。但是，到目前为止，我还不可能辨别，你正在想象的是哪个手指。

通过研究视觉，我甚至可以做得更好。南希·坎威舍（Nancy Kanwisher）和她在麻省理工学院（MIT）的研究团队证明，当你看着一张面孔（任何面孔）时，大脑的一个特定区域会相应地变得活跃起来；而当你看着一幢房子（任何房子）时，相邻的另一个脑区也会变得活跃起来（如图 0.8 所示）。① 假如你叫人去想象刚刚几秒钟前看到的面孔或房子，同样的脑区也会变得活跃起来。这个脑区的活动能够反映出，人是否正在想象一张面孔或一幢房子。假如我正躺在坎威舍博士的扫描仪里，她就能告诉我，我正在想什么（只要我仅仅想的是面孔或房子）。

这样，心理学的问题就解决了。我们不必再为那些有关

---

① 艾娜·普切（Aina Puce）和她的同事在 1995 年首次报告了一个对面孔做出响应的特定脑区。随后，南希·坎威舍证实了这一发现，并创造了术语"梭状回面孔区"（FFA），还有后来的"旁海马位置区"（PPA）。

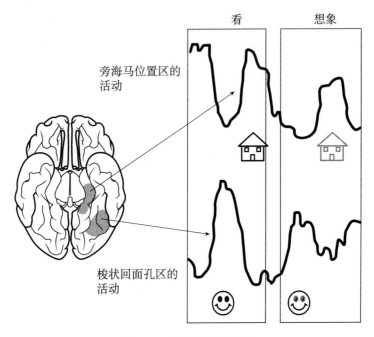

图 0.8　想象面孔和房子

　　左图是从底部看到的大脑，其中显示的是分别对面孔和位置做出反应的脑区。右图显示，当你看到一张面孔或想象一张面孔时，面孔区的活动增强。在位置区也可看到一样的效果。

　　资料来源：O'Craven, K. M., & Kanwisher, N. (2000). Mental imagery of faces and places activates corresponding stimulus-specific brain regions. *Journal of Cognitive Neuroscience, 12*(6), 1013–1023.

精神生活的主观的软解释而担心了。相反，我们可以对脑活动进行客观的硬测量。也许现在，我可以承认我是一名心理学家了。

　　回到那个聚会，我会情不自禁地告诉他们关于脑成像这个大科学的一切。物理学家非常喜欢心理学中的这一新发展。毕竟，没有物理学家，这永远不可能发生。但是，英文教授无法接受，研究脑活动能够告诉你有关人类心智的任何事情。

"你过去曾把心智看作照相机。现在，你把它当作计算机。虽然你能看到这台计算机的内部结构，但这同样是陈词滥调的隐喻。计算机当然比照相机聪明。或许，计算机可以识别不同的面孔，能用它们的机器手臂把蛋捡起来。[①]但是，计算机从不会去思考新观点，并将它们传播给其他计算机。它们也永远不可能创建一种计算机文化。这是计算机推理所不能及的。"

我走开给自己再倒了一杯水。我不想争论了，我不是一个哲学家，我不希望通过辩论的力量来说服人们相信事实。我唯一能接受的论据来自实践性实验。我必须去证明，这件不可能的事情是如何变成现实的。

精神的东西如何从物质的东西中涌现？

当然，撇开心智仅测量脑活动，这是荒谬的。脑活动

---

① 事实上，计算机在识别面孔或捡东西方面并不擅长。

可以表明心智活动正在发生，并且在达到一定程度时，可以为主观体验提供一个客观标识。但是，脑活动与心理体验不是一回事。借助合适的仪器设备，我或许能在我的脑中发现一种仅当我看到蓝颜色时做出反应的神经元。但是，英文教授或许会高兴地告诉我，脑中的这个活动不是由蓝色引起的。脑成像实验揭示得非常明了：客观的实体物质和主观的心理体验之间隔着一条看起来不可逾越的鸿沟。

硬科学关心的是能直接影响我们感官的客观物质。我们能看见光。我们能感受到一块铁的重量。硬科学经常需要对所研究的材料付出艰辛的体力劳动。居里夫人是这类科学家中富有浪漫传奇色彩的典范。据说，她为了提取 0.1 克的镭而处理了几吨的沥青铀矿。正是她的辛勤工作，才使镭得以发现，X 射线得以在医学中应用，并最终促成了脑扫描仪的发明。当然，当我们要处理像镭这样非常稀缺的元素、像基因序列中碱基对这样微小的东西，或者像光这样速度非常快的东西时，我们需要开发专门的工具来帮助做出准确的测量。但是，这些专门工具（如放大镜）只是我们感官的延伸。它们能帮助我们看清测量对象的物质结构，却没有类似工具能帮助我们看清心智世界正在发生的事情。心智中的内容不是真实的。

我能读取你的心智

最终，聚会上我最害怕的互动环节不可避免地到了。这时，一个趾高气扬不打领带的年轻人（可能是一位分子遗传学者）提了个问题。

"你是一个心理学家？那么，你能读懂我的心吗？"

他是个聪明人，却说出这样一句愚蠢的话。他这么说就是为了激怒我。

直到最近我才意识到，我是个愚蠢的人。我当然能读取人们的心智。而且，不只是心理学家能做到这一点，我们大家一直在读取彼此的心智。要不然，我们怎么能够交流思想和创造文化呢？然而，我们的大脑如何使我们进入隐藏在他人心智中的那些私密世界呢？

用望远镜，我能看到世界的边缘；用扫描仪，我能看到你脑中的活动。但是，我不能"看"（see）穿你的内心。我们都相信，精神世界与物质世界截然不同。可是，在日常生活中，我们关心他者心智（other minds）至少与关心物理现实一样多。我们与他人的互动大多是心智之间的互动，而不是身体之间的互动。通过阅读本书，你正在了解我的思想。而我希望通过本书的撰写来改变你心中的观念。

大脑如何创建世界

那么，对于心理学家来说，这就是问题吗？我们努力研究精神生活和心理事件，而"真正"的科学却关心物质世界？物质世界与精神世界截然不同。我们通过我们的感官与物质世界直接关联。但是，我们大家的精神世界都是私密的。怎样才能研究这一世界呢？

在本书中，我将要说明这样一个观点：精神世界和物质世界之间的这种差异是虚假的。它是大脑制造的一种错觉。我们所知道的任何事情（不管是关于物质世界的还是精神世界的）都是通过大脑获得的。但是，大脑直接和物体的物质世界相连接，这和大脑与思想的精神世界相连接一样直接。大脑通过向我们隐藏所有由它产生的无意识推理，创造了一种错觉：我们是与物质世界中的物体直接联系的。与此同时，我们的大脑还创造了另一种错觉：我们自己的精神世界是孤立和私密的。通过这两种错觉，我们作为主体（agents）体验自我，独立地对世界做出行动。但是，我们却能同时共享关于这个世界的体验。千百年来，人类共享体验的能力创造了人类文化，而文化反过来又改变了人脑的功能。①

看穿这些由我们的大脑制造的错觉，我们就可以着手发展一门解释大脑如何创造心智的科学了。

"但是，不要指望我相信你所说的，"英文教授说，"给我证据。"

于是，我答应她，本书从头至尾，我所说的每件事都有严格的实验证据支持。如果你想核实这些证据的来源，你都可以找到，它们列在本书的结尾。

---

① 用来书写英语的字母非常模棱两可。在英语中，40 种发音有 1 120 种表示方式。而在意大利语中，只有 33 种方式表示 25 种发音。因此，在英语国家长大的人与在意大利长大的人在阅读时使用的脑区稍有不同。

第一部分

看穿大脑的错觉

第一章
来自受损脑的线索

感受物质世界

化学是我在学校里学得最糟糕的科目。我从那些课程中仅记得的一点科学知识就是在实践中使用的小技巧。面对一大堆用小碟子装着的白色粉末，你要鉴定它们，就要试着去品尝，尝起来很甜的就是醋酸铅，但不要尝太多。

这是常人看待化学的方式，通常用来判定橱柜中的坛坛罐罐放的是什么东西。如果通过观察你不能辨别它是什么，那就试着尝一尝。我们用感觉来探索，这就是我们发现物质世界的方法。

因此，如果你的感觉受到损伤，那么你探索物质世界的能力就会下降。如果我让近视①的你拿掉眼镜看周围的东西，你就看不清几尺以外的小物体。这是一种非常普通的现象。正是我们的眼睛、耳朵、舌头等感官提供了物质世界和我们

---

① 大约有三分之一的人是近视者，但近视更经常发生在像你这样阅读量大和高智力的人身上。

心智之间的连接。就像一台录像机，我们的眼睛和耳朵捕获有关物质世界的信息[1]，并将之传输到我们的心智当中。如果我们的眼睛和耳朵受到损伤，信息就再也不能得到准确传输。这样，对于我们来说，发现世界就没有那么容易了。

当我们开始想知道信息如何从眼睛传输到心智时，事情就变得更加有趣了。让我们暂时不去关注眼睛中图像受体[2]的电活动如何转变成对颜色的心理体验，先只观察从我的眼睛（或者耳朵和舌头等）进入我的大脑的信息（如图 1.1 所示）。由此可以发现，损伤我的大脑同样会降低我发现物质世界的能力。

心智和大脑

在探讨脑损伤会如何影响我们对世界的体验之前，我们要更多地关注心智和大脑的关联，二者一定是紧密联系的。正如本书序曲中所提到的，如果我要想象一张脸，那么我脑中的一个特定"面孔"区就会开始活动。在这个例子中，了解我心智的内容就可以使我预测哪一个脑区会被激活。我们

---

① 信息测量方法的发展对计算机的发展和理解大脑的功能意义重大（见第五章）。

② 光线在到达视网膜中的光敏细胞之前必须通过各种各样的血管。我们觉察不到所有这些我们为了看见外部世界而必须通过的血管。但它们可能是"粉色大象"的来源，据说在一些严重酗酒者身上能看到这种现象。

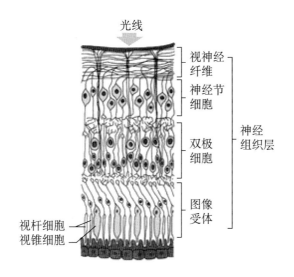

图 1.1 视网膜：光线引发脑活动的地方

眼睛后面的视网膜包含大量当被光线触击时就会活动的特殊神经元（图像受体）。视网膜的中央（中央凹）是视锥细胞。有三种能被不同波长的光线激活的视锥细胞（对应于红、绿和蓝）。中央凹周围是对任何颜色的暗光线都会做出反应的视杆细胞。所有这些细胞通过视神经把信号发送到视觉皮层。

资料来源：圣路易斯大学生物学教授斯塔克（W. S. Stark）。

立刻就会发现，脑损伤对心智有深远的影响。确实，了解大脑何处受损使我能够预测人们心智的内容。但大脑和心智之间的关联不是完美地一一对应。在心智没有发生任何改变时，我的脑活动可能会发生改变。与此同时，我坚定地认为，如果没有脑活动的改变，我的心智就不会发生改变。[①]这是因为我相信在我的心智（心理活动）中发生的任何事情

———————————————

① 我不是一个二元论者。

都是由脑活动引起的，或至少是取决于脑活动。[①]

因此，如果以上我的观点是正确的，事件链就类似于此。光线触击我眼睛中的感受器，后者则把信息发送到大脑。这个机制很好理解。然后，大脑的活动以某种方式在心智中引发颜色和形状的体验。这一机制却并没有被理解。但是，不管这个机制是什么，我们都可以推断出：我的心智对没有以某种方式在脑中表征的物质世界一无所知。[②] 我只能通过我的大脑来了解世界。因此，也许我们应该问的问题不是"我（或者我的心智）如何了解物质世界"，而是"我的大脑如何了解物质世界"[③]。通过思考关于大脑的问题，而不是关于心智的问题，我就可以把"关于物质世界的知识如何进入我的心智"这一问题暂时搁下。不幸的是，这个招数并不真正管用。如果我想要查明你的大脑所知道的外部世界是

---

① 我是一个唯物主义者，但我承认我有时看起来像一个二元论者。我认为大脑"没有告诉我所有知道的东西"或者"欺骗了我"。我使用这样的语句是因为这就是我体验到的感觉。我的大脑所知道的大部分东西从未到达我的意识。这是我的大脑所知道的，但我不知道。与此同时，我坚信我是我的大脑的产物，伴随着的意识也是。

② 神经心理学家经常谈到神经元的活动，外在于物质世界的一些东西就由这些活动"表征"。例如，我们发现神经元只有在受到红光刺激时才会开始活动。据说，这样的神经元的活动代表红色。甚至有人声称，大脑前部某些神经元的活动"表征即将到来的信息"。

③ 英文教授不喜欢这种表述。"大脑'知道'事情吗？只有心智能够知道事情。一部百科全书包含关于世界的信息，但我们不会说百科全书了解世界。大脑是否像百科全书一样，其神经元的活动可代替每一页上的字母？如果是这样，谁来阅读？"

什么，我会做的第一件事情就是问你："你看见了什么？"我用你的心智来查明你的大脑所表征的内容。正如我们将会看到的，这种方法并不总是管用。

当大脑不知道的时候

在大脑所有的感觉系统中，我们了解最多的是视觉系统。[1] 视觉世界首先被表征于视网膜后面的神经元。就像在一部照相机中，图像是倒置和反相的，视网膜左上的神经元表征的是视景（visual scene）的右下角。视网膜通过丘脑（位于大脑中央部位的感觉中继站）把信号发送到大脑后部的初级视觉皮层（V1）。传输信号的神经元部分交叉，因此每只眼睛左侧的信息被表征在大脑的右半边，反之亦然。眼睛"拍摄"的图像被保留在初级视觉皮层[2]，因此皮层左上区的神经元表征的是视景的右下角（如图1.2所示）。

---

① 如果你想对大脑的视觉系统有更多的了解，可以阅读泽米尔·泽基（Semir Zeki）的《大脑视觉》（*A Vision of the Brain*）一书。

② 由于特定神经元的活动表征的是光线对视网膜特定部分的触击，这被称为视拓扑表征（retinotopic representation）。这意味着无论我们何时转动我的眼睛，初级视觉皮层的活动形式将随之动态改变。但我没有看到世界改变。

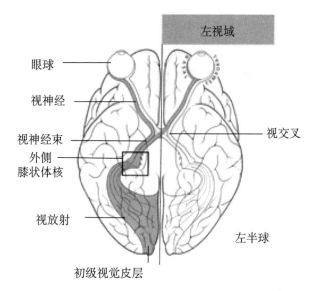

图 1.2 神经活动如何从视网膜传递到视觉皮层

来自左视域的光线进入右半球。图中呈现的是从下往上看到的大脑。

资料来源：Zeki, S. (1993). *A vision of the brain*. Oxford, Boston: Blackwell Scientific Publications.

初级视觉皮层损伤的影响取决于损伤的位置（如图 1.3 所示）。如果损伤的是视觉皮层左上区，那么患者在视景右下角就会体验到一个空白区。他们视域的这部分是盲区。

由于视觉皮层的血量供应不足，一些患有偏头痛的人会有短周期性的部分视域变成中白的经历。这种体验经常始于一个小空白区，并且逐渐变得越来越大（如图 1.4 所示）。空白区通常有边缘，就像防御工事中闪烁的锯齿线所勾画的一样。

在初级视觉皮层的信息传递到大脑的下一个加工阶段之

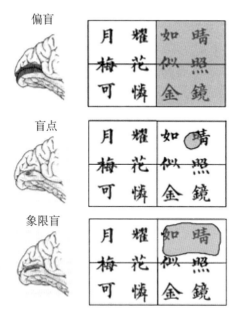

图 1.3 视觉皮层的损伤如何影响体验

视觉皮层的损伤会导致特定视域出现盲区。整个右侧视觉皮层的丧失会导致左视域出现盲区（偏盲）。右下侧视觉皮层中一小块区域的丧失会导致左上视域出现小点盲区（盲点）。整个右下侧视觉皮层的丧失会导致右上视域出现盲区（象限盲）。

资料来源：Zeki, S. (1993). *A vision of the brain.* Oxford, Boston: Blackwell Scientific Publications.

前，视景被解构成诸如形状、颜色和动作这样的不同要素，然后再传递到不同的脑区。脑区的损伤只涉及其中的某个特定要素，而其他所有的区域仍毫发无损，这种案例是很少见的。如果颜色区（V4）受损，那么患者看到的世界是没有颜色的（色盲）。我们大家都看过黑白电影和照片，所以这

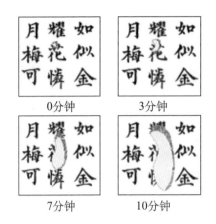

图 1.4 卡尔·拉什利描述的偏头疼的发展

开始偏头疼时，一块盲区出现在视域中心附近，然后范围慢慢扩大。

资料来源：Lashley, K. (1941). Patterns of cerebral integration indicated by scotomas of migraine. *Archives of Neurological Psychiatry*, *46*, 331–339.

种体验不难想象。而那些视觉运动区（V5）受到损伤的人，他们眼中的世界是什么样子，这是我们很难想象的。像车这样的运动物体，在不同的时刻将会出现在不同的位置——但是，它们看起来好像没有移动（运动盲）。这种体验与本书序曲中提到的瀑布错觉正好相反。在那种我们都能体验到的错觉中，虽然物体在不同时刻始终停留在同一个地方，但我们仍然看到它在移动。

为了辨别视景中的物体，有关形状和颜色等特征的信息在视觉加工的下一阶段得以重组。处理这种信息活动的脑区有时会受到损伤，即使前期视觉加工区仍保持完好无损。出现这种状况的一些人通常有辨别物体的障碍。他们可以看见并描述物体的各种特征，但他们不知道这个物体是什么。这一障碍被称为"失认症"（agnosia）或知识丧失。[①] 有这种障碍的人能获得基本的感官信息，但就是不能理解它。有时，这些人对面孔的辨认有特殊的困难（面孔失认症）。他们知道这是一张脸，但就是不知道这是谁的脸。正如本书序曲所描述的，这些人脑中的面孔区受到了损伤。

这些观察结果看起来都很明了。我们的感官从物质世界中捕捉信息，而脑损伤会直接影响这些信息的传递。这种损伤会影响我们心智对世界的知晓，其程度取决于受到损伤的传递阶段。但有时候大脑会捉弄我们。

当大脑知而不言的时候

找到对世界有独特认知方式的人进行研究，以此推动我们重新思考关于大脑如何运作的观点，这是每一个神经心理学家[②]的梦想。发现这样一个人，必须具备两个条件。首先，我们必须足够幸运。其次，我们必须足够聪明地认识到我们所观察到的事情的重要性。

"我确信你既幸运又聪明。"英文教授说。

---

① "失认症"这一术语是由弗洛伊德在转向精神分析之前提出的。
② 神经心理学家研究（并且有时尽力帮助）那些遭受脑损伤的人。

事实并非如此。我有一次很幸运，但并不聪明。当时，我还是一名位于伦敦南部的精神病学研究所的年轻研究员，正在研究人是如何学习的。我被引荐给一个有严重失忆症的人。他花了一周的时间，每天都光顾我的实验室①，为的只是学会一个简单的动作技能。他的行为表现提升到了一个相当正常的水平，甚至隔了一星期后，他仍能保持学过的新技能。但是，与此同时，他的失忆非常严重，以至于每天他都会说以前从未见过我，也从未实施过这样的任务。"太奇怪了！"我想。但是，我的研究兴趣在于运动技能学习的问题，而这个人学会了我正常教给他的技能；因此，我对他并不感兴趣。当然，许多人已经认识到这类人的重要性。这类人不能记住在他们身上发生过的任何事情，即使是昨天刚刚发生的事情。我们假设这是因为发生过的事情没有在脑中留下印记。但是，在我研究的这个人身上，他昨天的经历明显对他的大脑产生了长期影响，因为今天他能够比昨天更好地执行运动任务。但脑中的这种长期变化对他有意识的心智没有产生任何影响，他不记得昨天发生的任何事情。针对这类人的研究表明，我们的大脑能够知道而心智却不知道关于世界的事情。

当梅尔·古德尔（Mel Goodale）和戴维·米尔纳（David Milner）遇见这个叫 DF 的人时，他们可没有犯浑，立刻就

---

① 在 20 世纪 60 年代，这其实是一个小浴室，将它铺上一层硬纸板后就变成了一个"实验室"。

意识到他们正在观察的事情的重要性。DF 因使用有故障的
热水器而不幸遭受了一氧化碳中毒，这次中毒损伤了她脑中
负责辨别形状的部分视觉系统。她对光、阴影和颜色有模糊
的印象，但不能辨别任何事物，因为她看不清它们的形状。
古德尔和米尔纳发现，她能够四处走动并且捡起东西；考虑
到她几乎失明，这似乎远比预期的状况好得多。多年来，他
们针对她做了一套完整的实验，证实了在她能看到的和她能
做的两者之间有巨大的偏差。

古德尔和米尔纳的实验有一个是这样做的。举起一根木
棍，然后问 DF 木棍的方向。她说不出它是水平的、垂直的，
还是倾斜的。好像她看不见木棍而只是在猜想。然后，让她
伸手触摸木棍并抓住它，她正常地做出了这样的动作。她转
动她的手，这样她的手指就和木棍指向同样的方向。不管木
棍的角度怎样，她都能顺利地抓住它。这个观察表明，DF
的大脑"知道"木棍的角度，并能利用这一信息控制她的手
部动作。但是，DF 不能借助这一信息看见木棍的方向。她
的大脑知道物质世界的一些事情，而她有意识的心智却并不
知道（如图 1.5 所示）。

极少发现有人正好与 DF 有一模一样的问题。但是，许
多大脑受损的人，他们的大脑做了类似的恶作剧。可能在
"盲视"的人身上看到的就是这种最惊人的分离现象——
一个与受损初级视觉皮层相关的问题。如前所述，这种损

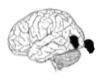

负责辨别物体的脑区　　　负责抓取物体的脑区
和DF脑损伤的位置

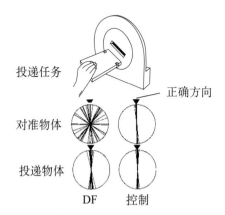

图 1.5　无意识的行动

DF 脑中辨别物体所必需的部位受到损伤，然而她脑中抓取物体所必需的部位却完好无损。她不能看清"信封"是否与邮筒投递口形成一条直线。但当她把它投进投递口的时候，她能确定"信封"的方向。

资料来源：Goodale, M. A. & Milner, A. D. (2004). *Sight unseen*. Oxford: Oxford University Press.

伤使得人们的部分视域失明。拉里·韦斯克兰茨（Larry Weiskrantz）最早发现，在少数人当中，这个盲区并不是真正的盲区。[1] 在一个实验中，光点缓慢地穿过失明的部分视

————————

① 少量的盲视者现在得到了确定，相当多的神经心理学家已在深入研究他们。

域，然后要求参与者记下他所看到的。这是一项极其愚蠢的任务，因为参与者看不见任何东西。因此，取而代之是让他猜测："这个光点是向右还是向左移动？"这似乎也是一项相当愚蠢的任务，但参与者假定这位著名的剑桥大学教授知道他正在做什么。韦斯克兰茨教授发现，有些人猜测的结果比一般凭运气蒙的结果要好得多。在一个实验中，一名参与者的正确率超过80%，然而却仍然声称没看见任何东西。因此，如果我患有盲视，我的心智将会完全没有视觉内容，而我的大脑却能知道视觉世界的东西，并且以某种方式使我对视觉世界做出精确的"猜测"。我不知道我所拥有的这种知识是何种类型的知识。

当大脑说谎的时候

至少盲视者所拥有的知识是正确的，虽然这些知识他们并不知道。有时候，脑损伤会使心智拥有关于物质世界的完全虚假的信息。例如，一个耳聋的老妇人午夜被喧闹的音乐吵醒。她在自己的房间里寻找音乐的来源，但是并没有找到。最后，她认识到音乐原来只存在于她的心智之中。听见这种不存在的音乐几乎成了她的日常体验。有时候，她听见吉他伴奏的男中音；有时候，她听见的是全管弦乐伴奏的合唱。

大约有 10% 遭受严重视觉或听觉丧失的老人，会产生栩栩如生的听幻觉和视幻觉。与邦纳综合征 ① 相关的视幻觉通常仅仅是有色的斑点或图案。患者会描述出非常精美的金色铁丝网、充满砖块图案的椭圆形，或是烟火燃烧出的鲜艳颜色。他们也能看到脸和人像，其中脸通常扭曲而丑陋，还长着突出的眼睛和牙齿。他们记录下的这些人物通常个头矮小，戴着帽子或穿着某一时期的服装。

> 那是 17 世纪男人和女人的头，秀发飘飘。我想那应是假发，他们个个愤世嫉俗，从来都是不苟言笑。

在伦敦的精神病学研究所，多米尼克·法特切（Dominic Ffytche）和他的同事对邦纳综合征患者在产生这些幻觉时进行了脑扫描。结果发现，在参与者看到面孔之前，大脑面孔区的活动就开始增强。同样，在参与者报告看到一个有色的斑点之前，脑中颜色区的活动就开始增强（如图 1.6 所示）。

---

① 瑞士哲学家查尔斯·邦纳（Charles Bonnet）最早描述了与视觉障碍相关联的视幻觉。他报告了他祖父的视觉体验，后来自己也发生了这种视觉问题。

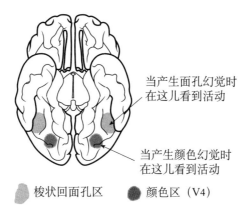

当产生面孔幻觉时
在这儿看到活动

当产生颜色幻觉时
在这儿看到活动

梭状回面孔区　　颜色区（V4）

图 1.6　与失明相关的自发脑活动（邦纳综合征）引起视觉体验

体验的性质取决于脑活动的位置。图中呈现的是从下往上看到的大脑。

资料来源：Ffytche, D. H., Howard, R. J., Brammer, M. J., David, A., Woodruff, P., & Williams, S. (1998). The anatomy of conscious vision: An fMRI study of visual hallucinations. *Natural Neuroscience, 1*(8), 738–742.

大脑活动如何创造虚假的知识

当今的许多研究表明，大脑的活动能够创造有关发生在外部世界的一些事情的虚假体验。在癫痫症中的发现就是一个例子。每 200 人当中就有大约 1 人受到癫痫症的影响。大脑的失调是癫痫发作或"痉挛"的根由，也就是大量神经元的电活动有时失去了控制。在很多情况下，癫痫发作是由一个特殊脑区的活动引起的，这一小块受损的脑区有时候能被定位。失控的电活动最开始发生在这一区域，然后扩散至大脑的其他区域。

在癫痫发作出现之前，许多患者就开始出现被称为"灵晕"（aura）的奇怪体验。患者快速而准确地知道自己的灵晕是怎样的，并且当它开始时，他们就知道癫痫发作即将出现。这种体验的准确性因人而异。对于一个人来说，可能是橡胶燃烧的气味；对于另一个人来说，则可能是嗡嗡响的噪声。这种感觉体验与癫痫开始在脑中发作的位置有关。

在癫痫症患者中，大约有5%的人的癫痫开始发作于视觉皮层。在癫痫发作之前，患者就能看到简单的有色形状，有时是网状的或闪烁的。从患者在癫痫发作之后所描绘的图画中，我们对这些体验可以有所了解（见书后彩图3）。

凯瑟琳·迈兹（Kathryn Mize）——一名由于流感袭击而引发癫痫的患者——对所体验到的与癫痫相关的复杂视幻觉做了生动的说明。在癫痫发作停止之后，这些体验持续了好几个星期。

> 在一场讲座中坐着时，我闭上了眼睛，闪光的
> 红色几何图形出现在黑暗之中。[①] 我吓了一跳，但

---

① 在无聊的讲座中，每个人都可以使用的实用技巧是用指关节用力地按压眼睛，这种挤压可引起视网膜神经元的活动，进而产生闪烁移动的形状和鲜艳的颜色。

是这些图形使人着迷，所以我非常惊奇地看着它
们。闭上眼睛，我所看到的是那般的奇异。模糊的
圆形和矩形与漂亮的几何对称图形完美地结合在一
起。这些图形不停地膨胀，吸收缩小和再膨胀。我
记得在我的右侧视域，有一簇膨胀的黑点。这些圆
点优美地浮动在它们出现的地方，重叠在一个闪烁
的红色背景之上。接着，两架红色的矩形飞机出
现，并相向移动。木棍上的一个红球环绕着这些飞
机在移动，然后，一条闪烁的红色波纹出现在我视
域的下方。

少部分患者的癫痫开始发作于听觉皮层，他们会听见各种响
声和人声。

歌声，乐曲声，各种人声——可能是我过去所
听到的声音——有一阵子我以为是某位歌唱家——
可能是巴迪·霍利……声音变得越来越大，然后我
就抽过去了。

灵晕有时候涉及一种旧事重现的复杂体验：

有个女孩 11 岁时癫痫就开始发作。[在袭击的
一开始，她就会] 把自己看作一个正走过一片草地

的 7 岁小女孩。突然，她感觉似乎有人要从后面把
她掐死或者击打她的头，她变得很恐惧。这个场景
几乎与每个袭击完全一样，并且明显是基于一个真
实事件［发生在她 7 岁的时候］。

这些观察结果表明，与癫痫发作有关的异常神经活动会导致
患者获得关于物质世界的虚假知识。但是，为了确信这一结
论，我们需要做一个专门的实验，通过直接刺激来控制脑中
的神经活动。

在一些严重的癫痫病例中，只有切除受损脑区才能控制
癫痫发作。在切除受损脑区之前，神经外科医生必须确信，
移除这一区域将不会影响像说话之类的一些重要功能。加拿
大著名神经外科医生怀尔德·彭菲尔德（Wilder Penfield）
是使用这一技术的先驱。他用电来刺激患者的大脑，以此获
得对某一特定脑区的功能的一些了解。要完成这个实验，需
要把电极置于暴露在外的大脑表面，并在脑中通上一股非常
弱的电流。电流使得神经元靠近电极，并变得更加活跃。这
一技术不会引发任何疼痛，并且可以在参与者神志完全清醒
的时候实施（如图 1.7 所示）。

当以这种方式刺激大脑时，人们报告的体验和那些癫痫
发作相关的体验非常相似。这些体验取决于被刺激的大脑
部位。

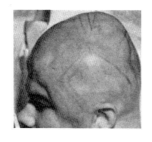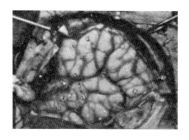

图 1.7　直接刺激大脑引起感觉体验

左图所示的是病人准备在标记于左耳的切口线接受手术。右图所示的是带有数字标签的大脑表面，这些标签表示对刺激产生积极反应的位置。

资料来源：Penfield, W., & Perot, P. (1963). The brain's record of auditory and visual experience. *Brain*, *86*(Pt. 4), 595–696.

病案 21　他说："只是一分钟。像一个人，在左边。看起来像一个男人或女人。我想是个女人。她似乎没有穿衣服，似乎拖着或是追赶着一辆货车。"

病案 13　他说："他们在谈论着什么，但我听不清楚。"刺激邻近的区域时，他说："是的，它又来了，是水，听起来像马桶冲水或一只狗在吠叫。先是马桶冲水，然后狗开始吠叫。"刺激第三个邻近区时，他说："我的耳朵似乎听见了音乐，它来自一台录音机或收音机，好像是一个女孩或一个女人在唱歌，但我不知道曲调。"

病案 15　当使用电极时，她说："我听见许多人向我咆哮。"刺激一个邻近的区域时，她说："哦，每个人都在向我咆哮，让他们停止！"她解释说：
"他们朝我叫喊，我做错了事，每个人都在叫喊。"

这些观察结果证实，当直接刺激大脑的适当区域时，我们会产生关于物质世界的虚假知识。但是，在所有这些病案中，电刺激的都是受损脑。那么，在未受损的脑中也会发生同样的事情吗？

如何使你的大脑对你说谎

你不能把电极插入人脑，除非在非常特殊的情况下。但是，在不同时期和不同文化中，许多人都感觉到有使用各种物质刺激大脑的需要。在这样的刺激下，大脑不再告诉我们"真实"的物质世界，而是另一个一些人相信会更好的地方。和每一个 20 世纪 60 年代的学生一样，我也阅读过阿道司·赫胥黎关于迷幻药的书——《知觉之门》（*The Doors of Perception*）。也许，对那本书的痴迷促使我在随后的生涯中如此醉心于幻觉研究。①

---

　　① 老年人中与失明相关的视幻觉、视觉皮层中有病灶的癫痫症，以及像麦司卡林和麦角酸二乙胺（LSD）之类的药物，这三者之间存在惊人的相似。为何这些迥异的路径最终会对脑活动产生相同的影响？

在描述麦司卡林①的药效时，赫胥黎说："这就是一个人应该看到的，事情实际是怎么样的。"当他闭上眼睛时，他看见"色彩明亮的、不断变化的结构"（例见图 1.8）。赫胥黎还引用了韦尔·米切尔（Weir Mitchell）对麦司卡林的药效所做的更细致的解释。

他看见许多"星点"和看起来像"彩色玻璃碎片"的东西。然后又出现"精美的浮动有色薄膜"。这些被"突然涌入的无数白光点"代替，席卷整个视觉区域。接着，出现了非常明亮的 Z 字形彩色线条，这些线条莫名其妙变成了一大团膨胀的更加鲜

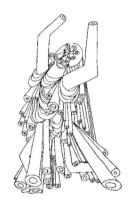

图 1.8　药物对视觉体验产生的影响

资料来源：让·谷克多委员会（Comité Jean Cocteau）。

---

①　属名为威廉斯仙人球（*Anbalonium Lewini*）的墨西哥仙人掌于 1886 年首次被引入西方科学。这种仙人掌的根，被称为佩奥特掌，在墨西哥早期居民和美国西南部居民的早期宗教仪式中有着重要的作用。西方心理学家发现，麦司卡林——这种根的活性成分——对意识有着重要影响。通过对紧密相关的物质 LSD 进行合成，对这些影响的研究兴趣在 20 世纪 50 年代达到高潮，也增加了人们对这些物质如何作用于大脑的理解。人们普遍相信，对麦司卡林和 LSD 药效的研究有助于对精神分裂症的症状做出解释，但目前还未成功。

艳的色彩。现在，建筑物露出它的面貌，然后是各种景观。在大门口或石斗拱上有设计精美的哥特式塔楼，塔楼里还有破旧的雕像。"当我凝视时，每一个抛射角、檐口，甚至是石头接缝处的表面都渐渐被覆盖或固定着一簇簇看起来像巨大宝石一样的东西，但没有雕琢的石头，看起来更像是一堆堆透明水果。"

LSD 有非常相似的药效。

现在，渐渐地，我能享受闭上眼睛后持续存在的从未见过的绚丽色彩和各种形状游戏。万花筒般的迷人图像一起涌向我，姿态万千的圆形和螺旋形交替着、变化着，展开又合上，色彩绚烂的喷泉迸发着、流淌着，在不断变化中重组和交混。

当睁开眼睛时，"真实"物质世界的模样似乎奇怪地改变了。

现在，我周围的事物以更可怕的形式自行改变了。房间里的每样事物都在旋转，熟悉的物体和每一件家具都呈现出奇怪可怕的形状。它们不停地运动、活蹦乱跳，似乎受到一股不安定的内在力量的驱使。①

我注意到，我毛毯中各种各样的相皱和波纹，在它的表面四处移动，就像有很多蛇在它下面爬行。我无法追踪单条"波纹"的运动，但能相当清楚地看见它们在四处移动。突然，波纹开始在毛毯表面的一个地方聚集起来。②

核查我们体验的真实性

我不得不得出一个结论，如果我的大脑受损，或者功能受到电刺激或药物的妨碍，我就必须非常小心地看待所获得的关于物质世界的知识。我再也不能获取某些类型的知识，或者它可能表征在我的脑中，但我却无从知晓。最糟糕的是，这类知识中有些可能是虚假的，与真实的物质世界毫不相关。③

① 1943 年，LSD 的心理效应被偶然发现。在一次常规合成中，一小剂的药物渗透到药物化学家阿尔伯特·霍夫曼（Albert Hoffman）的手指上。在接下来的几个星期里，他探究了药物的影响，并做了详细的笔记——在此引用的和前面摘录的都出自他的记录。

② LSD 体验在 Erowid 体验库中有所描述。Erowid.org 是一个在线图书馆，提供精神活性植物、化学制剂以及相关主题的信息。

③ 我相信存在一个真实的物质世界。

　　基于此，我的主要关注点必定是，探明如何将这些虚假体验与真实体验区分开来。有时候这很简单。如果我在合上双眼时看到了东西，那这些就是幻象，不是真实物质世界的一部分。如果我单独待在隔音室时听到了各种声音，那这些声音肯定只存在于我的心智中。我可以排除这些体验，因为我知道，要获取关于世界的任何信息，我的感官一定要与世界相联系。

　　有时候，当一种体验太奇异而显得不真实时，我也可以排除它。如果我看见一个几英寸①高的人，穿着17世纪的服装，推着一辆婴儿车，她就不像是真的。如果我看见刺猬和棕色的小啮齿动物在天花板上爬行②，我就知道这些不可能是真的。我可以排除这些例子，因为我知道，这样的事不可能在真实世界中发生。

　　但是，假如我拥有的虚假体验完全貌似真实，那我怎么能确定它是虚假的？当那个耳聋的老妇人第一次听到音乐时，她以为这是真的，并在她的公寓里寻找声音的来源。只有当她不能找到任何声音的来源时，她才能断定那音乐来自她的心智。如果她住的楼房墙壁很薄，同时又经常遭受邻居

---

　　①　1英寸约合2.54厘米。——译者注
　　②　一个54岁的公司主管抱怨折磨人的头痛。脑扫描显示，他大脑左侧的视觉皮层区受到损伤。接下来的几天，他都有视幻觉，一次持续好几个小时，包括看到刺猬和棕色的小啮齿动物在天花板上爬行。尤其在他昏昏欲睡的时候，这些就会重现。他发现它们古怪而有趣。

的吵闹，她可能会推断，而且是非常合理地推断，他们又把收音机的声音开得太大了。①

我们如何知真伪

有时，我们会完全相信所体验到的事情的真实性，即使它是虚假的。

> 大量恐怖、令人不安的**幻象和声音**使我备受折磨，尽管（我认为）它们本身**并不真实**，但对于我来说，它们仍**显得那般**真实，并对我有**同样的影响**，就如它们**看起来那样真实**。

这段话出自《乔治·特罗塞先生的生活》（*The Life of the Reverend Mr. George Trosse*）。这本书由乔治·特罗塞本人撰写，并遵照他的遗嘱在他死后不久的 1714 年出版。他所描述的体验在许多年前——他才二十出头时——就发生了。后来乔治·特罗塞先生认识到那些声音不是真的，但在生病时他完全相信它们的真实性。

> 当我幻想时，我听见一个声音，它似乎就在我

---

① 这类遭受折磨的痛苦感觉更常见于耳聋的老年人。

的身后，说，**再听话一些，再听话一些**，不断重复。……按照它的指令，我开始脱掉我的**长袜**，然后是**紧身裤**和**紧身上衣**；当我就这样全身赤裸时，我内心有一种强烈的感觉，所有事情都做得很好，完全遵照这个**声音**的指令。

今天，这种体验记录将会被诊断为精神分裂症。我们仍然不明白这种失调的起因。但显著的特征是，这些人坚信这些虚假体验是真实的。他们费尽心思去解释这些看起来不可能的事情如何会是真实的。

20 世纪 40 年代，珀西·金（L. Percy King）相信他在纽约的街道上被一群年轻人追赶。

我在任何地方都可以看见他们。我听见他们中的一个女人说："你逃不出我们的掌心——我们已为你设下埋伏，立刻就能抓到你！"为了增加神秘感，其中一名"追赶者"大声地逐字重复我的想法。我像以前一样试图逃避这些追赶者，但这次，我试图通过地铁逃跑，在地铁的出口和入口冲上冲下，在列车上跳上跳下，一直折腾到午夜之后。但是，在每一个我下车的车站，我都和原来一样近地听到这些追赶者的声音。我突然想到一个问题：这么多的追赶者怎么能在看不见的情况下这么快地跟上我？

金先生不相信神或魔鬼，他用现代技术来解释他的困扰。

　　他们是幽灵，还是我正在进入一个灵魂世界？不！后来我通过推论慢慢发现，这些追赶者显然是兄弟姐妹，他们从父亲或母亲那里遗传了惊人的、闻所未闻的、令人难以置信的超能力。不管你是否相信，他们中的某些人除了能够说出别人的想法，还能不用说得很大声就可以将他们富有磁性的声音——通常被称为"广播语音"（radio voices）——传到几英里①远的距离，并且不费吹灰之力就可以听到在那个距离发回的声音，听起来就像从收音机耳机里听见的一样，这是在没有任何电气设备的情况下办到的。这种将他们的"广播语音"传出如此远的距离的独特超能力，显然似乎是源于他们体内天生的电力，并且他们拥有的电量超乎寻常。也许他们体内的红细胞所包含的铁是有磁性的。他们声带的振动显然产生了无线电波，并且不需要整流调适就能被耳朵获取。因此，再结合读取心智的能力，他们就能够和一个人没有说出来的想法进行对话，然后通过他们所谓的"广播语音"，大声向那个人回应这些想法。……这些追赶者还能顺着水管

―――――――――――

① 1英里约合1.61千米。——译者注

> 将他们富有磁性的声音传播出去，这就像电导体的
> 工作原理一样，对着水管说话，这样他们的声音听
> 起来就像水从水管的水龙头里流出一样。他们中的
> 一个能使他的声音顺着巨大的管道吼叫好几英里，
> 这真是一个惊人的现象。因为害怕被认为精神错
> 乱，许多人不敢和他们的同伴提及这样的事情。

不幸的是，金先生没有注意到他自己的建议。他知道这是"有听幻觉的人想象他们听见了东西"。但他确信他听到的声音是真实的，因此他没有产生幻觉。他相信他发现了"现有最伟大的心理现象"，并把它告诉了人们。尽管金先生独创性地解释了声音的真实性，但精神病学家们并不信服，人们将他关进了精神病医院。

金先生和许多像他一样的人都深信他们的体验是真实的。如果他们的体验看起来是不太可能的，他们就会改变自己关于世界如何运行的想法，而不是否认他们体验的真实性。[①] 但是，与精神分裂症相关联的幻觉有一个非常有趣的特征。这些体验并不是关于物质世界的。这些人不只是看见各种颜色和听见各种声音。他们的幻觉是关于精神世界的。

---

① 心理学家彼得·查德威克（Peter Chadwick）记述了他因精神分裂症而崩溃时的体验。在他生命这一时期的某一时刻，"我必须从所有这些离奇的巧合中得出一些意义，任何的意义；我通过彻底改变我对实在的看法做到这一点"。

他们听见评论他们行动、做出建议或命令的声音。我们的大脑同样可以创造一个虚假的精神世界。[①]

因此，假如我的大脑受到干扰，我就再也不能轻信我对世界的体验。我的大脑可以创造一种没有任何现实基础的生动形象的体验。这显然不是真实的，但许多患者却深信不疑。

"但我的大脑没有任何问题，"英文教授说，"我知道什么是真的。"

在本章，我说明了受损的大脑不仅会妨碍我们探明这个世界，还会在我们的心智中就这个世界创造一种完全虚假的体验。但是，不要自鸣得意。我将会在下一章说明，即使你的大脑完好无损，完全正常地运转，它告诉你的关于世界的信息也有可能是虚假的。

---

① 我能记住的就是我被这些关于世界的虚假感知和虚假信念迷住了。它们真的是虚假的，还是存在另一个平行的、我无法触及的世界？我希望这本书将会像一个福尔摩斯故事一样：一开始看起来似乎是超自然的，最后却有一个合理的、自然的解释。

第二章 ‖‖‖
正常脑所告诉我们的世界

即使所有的感官完好无损，并且大脑正常运转，我们也没有直通物质世界的入口。我们感觉好像有这样的入口，但这是我们的大脑创造的一种错觉。

意识的错觉

我给你戴上眼罩，并把你领入一个陌生的房间：然后，我把你的眼罩取下。你转头四处张望，即使看到一个屋角有头大象而另一屋角有台缝纫机这种不可能的组合，你也马上就能意识到这是房间内的东西。获得这个意识不需要经过任何思考和努力。

在19世纪早期，这种毫不费力的体验和对物质世界的直接感知与之后人们了解的脑功能完全吻合。大家都知道，神经系统由通过电起作用的神经纤维组成。[①] 电能的传导速度被认为非常快（光速），因此通过连向眼睛的神经纤维，我们对世界的感知几乎是瞬间完成的。当赫尔姆霍茨还是一位年轻的研究生时，他的教授就告诉过他，测量神经传导速度是不可能的。它可能实在太快。但是和所有优秀学生一样，他没有理会这一劝告。到了 1852 年，他就实现了对神经传导速度的测量，并表明这一速度相当慢。在感觉神经元中，神经冲动传导 1 米大约花费 20 毫秒。通过要求人们在感觉到身体任一部位被碰触时就按下按钮，赫尔姆霍茨也测得了"感知时间"。结果证明，这些反应时甚至更长，超过 100 毫秒。这些观察结果表明，我们对外部世界物体的感知不是直接的。赫尔姆霍茨认识到，在对外部世界物体的表征出现在心智当中之前，大脑一定在进行各种加工。他提出，对世界的感知不是直接的，而是依赖于"无意识推断"[②]。换

---

① 1791 年，伽伐尼就揭示了神经－肌肉功能的电特性。1826 年，约翰内斯·缪勒（Johannes Muller）提出了"特殊神经能量"理论。这说明，不同的神经（视觉神经、听觉神经等）都带有一种"代码"，这些代码确定了它们在脑中的起端。

② 无意识推断（unconscious inferences）这个观点并不流行。它被看成对道德基础的攻击，因为当推断是在无意识的状态下做出时，就没有什么可以责怪的。后来，赫尔姆霍茨停止使用"无意识推断"这一术语，"目的是避免与在我看来是完全生僻和不合理的观点——叔本华和他的追随者（如弗洛伊德）同样在使用这一名称——相混淆"。赫尔曼·赫尔姆霍茨（1821—1894）是 19 世纪最伟大的科学家之一，他在物理学、生理学和医学上做出了重要的贡献。1882 年，他被尊称为冯·赫尔姆霍茨。

句话说，在我们能感知物体之前，大脑必须依据到达感官的信息来推断这个物体可能是什么。

看起来，我们不仅能立刻且毫不费力地感知世界，而且似乎也能详细生动地感知整个视觉场景。这也是一种错觉。只有投射到眼球中心的视景的中间部分，我们才能详细而色彩鲜明地看清。这是因为只有我们视网膜（中央凹）的中间部分才紧紧包裹着对颜色敏感的神经元（视锥细胞）。偏离中间大约 10 度的位置，神经元更加分散并且只能探知光和阴影（视杆细胞）。在我们视觉世界的边缘则是无色的、模糊的（如图 2.1 所示）。

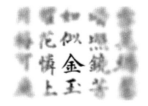

图 2.1　模糊的视觉

我们的视觉是模糊的，只有视觉区域的中心部分才非常清晰。上图是你认为你看到的，下图是你实际上看到的。

通常，我们不会注意视觉边缘的这种模糊。我们的眼睛不停地转动，这样，场景中的任何部位都能成为视觉中心，详细感知也就成为可能。但是，即便在我们认为已经看到场景中所有东西的时候，我们也在自欺欺人。1997 年，罗恩·伦辛克（Ron Rensink）和他的同事提出了"变化盲视"（change blindness），并且从那以后，这成为每个认知心理学家在院系开放日的热衷展示。

对于心理学家来说，问题是每个人都能凭各自的经验了解我们的学科。我不会梦想在分子遗传学家或核物理学家面前指手画脚，告诉他们如何解释他们的数据，但他们可以毫无顾虑地告诉我如何解释我的数据。变化盲视对于我们心理学家来说是令人兴奋的，因为我们可以用它来向人们说明，他们的个人经验是错误的。这里列举一些我们对他们的心智所了解的而他们自身却不了解的东西。

开放日那天，英文教授来了，并且极力掩饰自己的不耐烦。我向她展示了变化盲视的示例（如图 2.2 所示）。

这个示例由两个版本的复杂场景组成，两者只有一点不同。在这个示例里有一架停在飞机场跑道上的军用运输机，而在其中一张图片上，飞机的一个引擎不见了。它就在图片的中间，占了一个很大的空间。我在电脑屏幕上一个接一个地反复展示这两张图片（但关键在于，在两张图片转换展示的间隙，统一保持灰色屏幕）。英文教授没能看出两张图片之间的差异。一分钟后，我在屏幕上指出不同点，气氛明显变得尴尬起来。[1]

"很有趣，但是科学在哪里？"

---

[1] 考虑到在书中呈现的效果，我已经破坏了这个示例。要看到这种实验效果，你必须在不了解这一示例的朋友身上（或找其他例子）试验。这种效果很难在书上说清楚，但是很多心理学家在他们的网站上都有例子（例如在 http://www.usd.edu/psyc301/Rensink.htm 上就有飞机这个示例）。

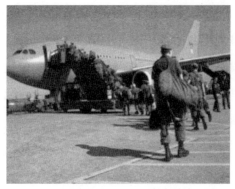

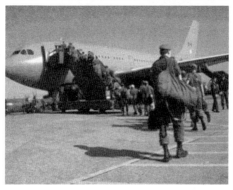

图 2.2　变化盲视

你能多快找到这两张图片中的不同？

资料来源：英属哥伦比亚大学心理学系罗恩·伦辛克。

　　这个示例表明，你快速感知到了场景的要点：**跑道上的一架军用运输机**。但是，你的心智实际上没有看到所有的细节。为了让你注意其中一个细节的变化，我必须引起你对它的注意（"**看引擎**"）。否则，你找不到这个变化的细节，除非在它变化的时候你碰巧注意到它。这就是心理学家制造变化盲视的窍门所在。正是因为这个窍门，你想看到变化却不知道该看哪里。

在现实生活中，我们的外周视觉（peripheral vision）虽然模糊，但是对变化很敏感。如果我的大脑发觉在视觉边缘有运动，我的眼睛就会立刻移动，这样就能详细地看到场景的这一部分。但是，在变化盲视的示例中，每个场景转换之间显示的是空白灰色屏幕。结果，到处都有一个大的视觉改变，因为屏幕上的每一区域从彩色变为灰白然后又变回彩色。我的大脑没有接收到标明哪个部分发生了重要改变的信号。

因此，我们不得不得出这样的结论：立即而又能完全意识到在我们面前的视觉场景，这种体验是虚假的。这其间有一个短暂的延迟，大脑需要进行"无意识推断"，借此我们才能注意到场景的要点。此外，这个场景的大部分依然是模糊的，并且缺少细节。但是，大脑知道这个场景不是模糊的，并且也知道，动一动眼睛就能快速地将该场景中的任何部分变成鲜活的视觉焦点。因此，我们关于视觉世界的非常详细的体验对于我们来说是一种潜在的可获得的体验，而不是已经表征在我们脑中的体验。实际上，我们访取物质世界的通道足够直接，但这依赖于我们的大脑；而且，即使是完好无损的健康脑，也并不总是告诉我们它所知道的一切。

我们神秘的大脑

虽然我的心智没有注意到变化盲视示例中的变化，但我的大脑却意识到这一变化，这可能吗？直到现在，这还是一个很难回答的问题。让我们暂时把大脑的问题放在一边。我在思考，我是否会受到一个我看过而没意识到的刺激的影响。在19世纪60年代，这种情况被称为阈下知觉（subliminal perception），并且是非常有争议的。一方面，很多人认为，广告商可以在电影里插入隐藏的信息，驱使我们去购买商品（比如说购买更多的软饮料），而我们对这种操纵毫无察觉。[①] 另一方面，很多心理学家认为，没有阈下知觉这种事情。他们声称，如果实验做得恰当，只有当人们察觉他们所看到的事物时，这些影响才能被发现。从那时起，人们做了大量的实验，却找不到证据说明隐藏在电影里的信息导致我们买更多的

---

① 1957年，詹姆斯·维卡里（James Vicary）宣称已经在电影《野餐》（Picnic）中插入"吃爆米花"和"喝可口可乐"两条广告信息。信息被重复呈现，但是，它们持续的时间太短以至于从没被人有意识地感知到。维卡里声称，在六周的时间当中，爆米花的销量增长了58%，可口可乐的销量增长了18%。没有人提出任何证据证实这种说法，并且在1962年，维卡里声明说整个故事是他杜撰的。不过，在这个报告基础上出版了很多畅销书，如《潜意识诱惑》（Subliminal Seduction）。

软饮料。尽管如此，人们还是可以发现由我们没有意识到的物体带来的一些微妙影响。然而，这些影响很难演示。为了确定你没意识到这个物体，我要非常简短地呈现它，之后立即在相同位置呈现第二个物体来"掩蔽"它（如图 2.3 所示）。

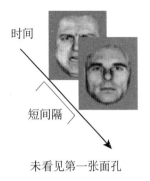
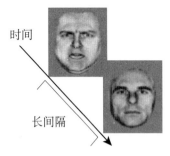

时间

短间隔

时间

长间隔

未看见第一张面孔　　　　　　　　　看见第一张面孔

图 2.3　视觉掩蔽

　　屏幕上接连展示两张面孔。如果第一张面孔和第二张面孔的间隔少于 40 毫秒，你就意识不到第一张面孔。

　　资料来源：Ekman, P., & Friesen, W. V. (1976). *Pictures of facial affect.* Palo Alto, CA: Consulting Psychologists.

　　展示在计算机屏幕上的物体通常是文字或图片。如果第一个物体展示的时间足够短的话，你只会看到第二个物体。但是，如果第一个物体展示的时间太短，它对你根本没有任何影响。实验中的时间必须完全精确。我怎么才能测量你无意识中看到的物体的影响呢？如果我让你猜测你不能看到的物体，你会认为这是一个很奇怪的要求。你会尽力瞥一眼那个短暂展示的物体。经过练习，你最终是能够看清它的。

这个窍门是寻找物体展示完之后依然存在的影响。[①] 我是否能察觉这些影响也取决于我问你的问题。罗伯特·扎伊翁茨（Robert Zajonc）给人们展示了一系列未知的面孔，并且每张面孔都被一堆杂乱的线条掩蔽；这样，他们就不会察觉在看这些面孔。然后，他再次展示每一张面孔，并且在旁边展示一张新面孔。如果他问你，"猜猜这两张面孔中哪一个是我刚刚展示给你的"，你的猜测和瞎蒙差不多。但是，如果他问你，"哪张面孔你更喜欢呢"，你更有可能会选择你刚刚"潜意识"中看到的那张面孔。

当可以用上脑扫描仪时，研究者就会提出关于阈下刺激的一个稍微不同的问题。"即使你未察觉一个物体，它也会引起脑活动的某种改变吗？"由于我不需要让你对看不到的物体以其他任何方式做出反应，回答这个问题就容易多了。我只考虑你的大脑。保罗·惠伦（Paul Whalen）和他的同事用一张恐惧面孔作为看不见的物体进行了实验（如图 2.4 所示）。

---

① 20 世纪 70 年代，英国心理学家安东尼·马塞尔（Anthony Marcel）做了这一经典实验。马塞尔的研究表明，一个词（如"护士"）将会促进对随后意义相关词（如"医生"）的感知，即使人们没有意识到看见了第一个词。这个结论在后来的许多研究中都得到了证实。

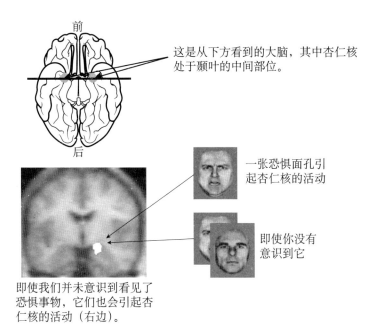

这是从下方看到的大脑，其中杏仁核处于颞叶的中间部位。

一张恐惧面孔引起杏仁核的活动

即使你没有意识到它

即使我们并未意识到看见了恐惧事物，它们也会引起杏仁核的活动（右边）。

图 2.4 我们的大脑对无意识中看见的恐惧事物做出反应

资料来源：Whalen, P. J., Rauch, S. L., Etcoff, N. L., McInerney, S. C., Lee, M. B., & Jenike, M. A. (1998). Masked presentations of emotional facial expressions modulate amygdala activity without explicit knowledge. *Journal of Neuroscience*, *18*(1), 411–418; Ekman, P., & Friesen, W. V. (1976). *Pictures of facial affect*. Palo Alto, CA: Consulting Psychologists Press. Society for Neuroscience with the assistance of Stanford University's Highwire Press.

　　约翰·莫里斯（John Morris）和他的同事们早前就发现，当给人们展示恐惧面孔（与之相反的是高兴或是中性面孔）时，杏仁核的活动就会增强，大脑的一小部分似乎与探知危险情况相关。惠伦和他的同事们重复了这个实验，但是这一次，恐惧面孔是在阈下呈现的。有时，呈现恐惧面孔之后紧接着呈现一张中性面孔。在其他时候，呈现一张高兴面孔之后紧接着呈现一张中性面孔。在这两种情况下，你都会说："我看到一张中性面孔。"但是，当呈现恐惧面孔时，即使你不注意它，杏仁核的活动也会发生。

戴安娜·贝克（Diane Beck）和她的同事们也采用面孔作为实验材料，但是他们把这些面孔用到变化盲视的示例中（如图 2.5 所示）。在某些时候，实验从一个人的面孔换成另一个人的面孔。另一些时候，实验不发生任何改变。这个实验经过精心设计，所以，你只能在大约有一半变化确实发生的情况下觉察到变化。对于你来说，变化发生和变化没有发生这两种情况之间没有什么不同，而且你觉察不到这个差

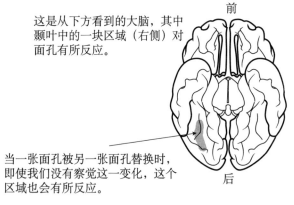

图 2.5　我们的大脑对无意识中看到的改变做出反应

资料来源：Beck, D. M., Rees, G., Frith, C. D., & Lavie, N. (2001). Neural correlates of change detection and change blindness. *Nature Neuroscience*, *4*(6), 645–656.

别。但是，你的大脑会注意到这些不同。在面孔有改变的时候，脑中面孔区域的活动也会增强。

因此，我们的大脑并没有告诉我们它所知道的一切。而且，它有时离题很远，竭力地误导我们……

会让我们产生曲解的大脑

在发现变化盲视之前，视错觉是心理学家最喜欢卖弄的把戏。这里，我们又有一些简单的示例，就是我们所看到的并不总是真实存在的。大多数错觉为心理学家所知已有100多年，画家和建筑师知道得更早。

举一个简单的例子：黑林错觉（如图2.6所示）。

平行线看起来明显是弯曲的。但是，如果拿把直尺去量，你会发现它们绝对是笔直的。直线看上去是弯曲的，同一尺寸的物体看上去大小不一，像这样的错觉例子有很多。直线和物体呈现的背景莫名其妙地阻碍了你看到它们真实的样子。这种曲解感并不只在心理学课本上能找到，在现实世界的物体中也能找到。最著名的例子是雅典的帕特农神庙。这座建筑美就美在，它是根据理想的线条比例和对称建成的。但实际上，这些线条既不是笔直的也不是平行的。建筑师通过精确计算的曲线和变形，使得这座建筑看上去是笔直

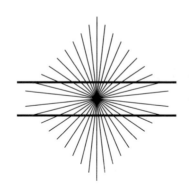

图 2.6 黑林错觉

我们虽然知道这两条平行线是笔直的，但是仍然把它们看成是弯曲的。

资料来源：Edwald Hering, 1861.

的和对称的（如图 2.7 所示）。①

对于我来说，这些错觉最突出的方面是，尽管我知道信息是虚假的，甚至也知道物体真实的样子，我的大脑还在继续向我呈现虚假的信息。我无法让自己将黑林错觉中的线条看成是笔直的。帕特农神庙中的建筑"矫正"在 2 000 多年之后依旧起作用。

艾姆斯小屋（Ames room）是一个更显著的例子（如

---

① 1846 年，好古者协会（Society of Dilettanti）派弗朗西斯·彭罗斯（Francis Penrose）去测量帕特农神庙，目的是检验约翰·彭尼索恩的理论，即在鼎盛时期的古希腊建筑上所显现的笔直和平行的构造一般来说都是弯曲和倾斜的，因为这是获得直线视觉效果的唯一方法。彭罗斯于 1847年回到英国后，立即发表了他的第一项调查成果——一篇题为《帕特农神庙建筑中的异常现象》（Anomalies in the Construction of the Parthenon）的论文，其中证明了帕特农神庙的立柱是向内侧弯曲的。

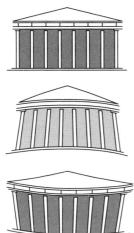

看起来的帕特农神庙

实际建造的帕特农神庙

在建造不矫正的情况下，
可能看起来的帕特农神庙

图 2.7 帕特农神庙的完美依赖于视错觉

资料来源：基于约翰·彭尼索恩（John Pennethorne, 1844）的夸大效
果图。

图 2.8 所示），它表明我们的知识对我们的视觉体验缺乏影响。

我知道这些人实际上大小一样。左边那个人因为离得比
较远，所以看上去小一些。房间不是真正的正方形，左后侧
的墙比右后侧的墙离得要远一些。后侧墙上的窗户已经被扭
曲，所以看上去是正方形（就像帕特农神庙）。然而，我的
大脑却宁愿把它看成一个里面容纳了三个身材不可能一样的
人的正方形房间，也不愿把它看成一个由奇怪形状搭建的、
里面容纳了三个标准身材的人的房间。

在这个例子中，至少有一件事是我的大脑所偏好的。艾
姆斯小屋本质上是模棱两可的。在一个正方形房间里会有三

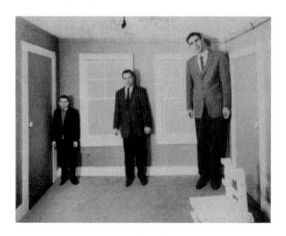

图 2.8　艾姆斯小屋

三个男人身材同样大小，是房间变了形。创意来自赫尔姆霍茨的想法，由阿德尔伯特·艾姆斯（Adelbert Ames）在 1946 年发明。

资料来源：Wittreich, W. J. (1959). Visual perception and personality, *Scientific American, 200*(4), 56–60 (58): photograph courtesy of William Vandivert.

个不寻常的人，或者在一个怪异的房间里会有三个正常的人。我的大脑可能正在选择一种对这个场景不太可能的解释，但是至少它是一种可能的解释。

"没有一种正确的解释。"英文教授表示抗议。

我争辩说，虽然证据模棱两可，但这并不意味着没有正确的解释。除此之外，我们的大脑向我们隐瞒了这一模糊性，并且只向我们展现多种可能解释当中的一种。

再说，我们的大脑有时根本不考虑有关物质世界的证据。

我们富有创造性的大脑

混合的感觉

有一些我认识的人，他们看起来十分正常。但是，他们看到的世界与我看到的不同。

> 作为一个联觉者，我所居住的世界略微不同于我身边的人所在的世界——一个有丰富颜色、形状和感觉的世界。我的世界是一个充满黑色"1"和粉色"星期三"的世界，还有爬向天空的数字和一个具有过山车形状的"年"。①

对于我们大多数人来说，感觉是保持完全分离的。光波传到眼睛里，我们就能看到各种颜色和形状。声波传入耳朵里，我们就能听到言语或旋律。但是，对于一些联觉者来说，当声波传入耳朵时，他们不仅能听到声音，而且会体验到颜色。DS 在听音乐时，也会看到一些物体——下落的金色球、发射线、像示波器描迹一样的金属波，这些都漂浮在

---

① 大约每 2 000 人当中就有 1 人体验过联觉。引自艾莉森·穆特卢克（Alison Motluk）。

离她鼻子 6 英尺 [①] 远的"屏幕"上。最常见的混合形式是色听（colored hearing）。

听到一个单词会引起一种颜色体验。在多数情况下，正是第一个字母决定了单词的颜色。对于每个联觉者来说，每一个字母和每一个数字都有它自己的颜色，并且在一生中，这些颜色都保持不变（见书后彩图 1）。[②]

如果用"错误"的颜色呈现一个字母或一个数字，联觉者会感到非常不安。对一个叫 GS 的联觉者来说，3 是鲜红色的，而 4 是浅蓝色的。加罗尔·米尔斯（Garol Mills）给 GS 展示一系列有色数字，并且让她尽可能快地说出颜色的名称。当向 GS 展示一个给"错"颜色的数字（比如一个蓝色的 3）时，她的速度就慢了下来。由数字引起的联觉颜色干扰了她对真实颜色的知觉。这个实验提供的客观证据表明，联觉者所描述的体验与其他人的体验是一样真实的。它还表明，无论他们喜欢与否，这种体验都会发生。在极端的情况下，这会引发一些问题。

---

① 1 英尺约合 0.30 米。——译者注

② 联觉者们对字母的颜色有不同的看法。对于小说家纳博科夫来说，字母 M 是粉色的；而对于他的妻子来说，它是蓝色的。关于元音字母颜色意见不一的最大家庭分歧，见于 H 夫人给弗朗西斯·高尔顿爵士的报告《一个著名科学家的已婚妹妹》。"我的两个女儿，其中一个看到的颜色与［我］大相径庭，另一个只在 A 和 O 上与我不同。我的妹妹和我对这些颜色的看法从未达成一致，并且我怀疑我的两个弟弟是否真的感受到元音的色彩力量。"

听他说话，就好像是一团带有须根的火焰正在笔直地朝我飘过来。我那般沉醉于他的声音，以至于不知道他在说什么。[①]

但它也有作用。

当不能确定一个单词如何拼写时，我偶尔会考虑它应该是什么颜色，并且用那种方式来确定。我相信，在英语和外语拼写方面，这经常给我带来很大的帮助。[②]

联觉者知道这些颜色不是真的存在，但是他们的大脑仍然强制性地向他们展示一种生动的体验。

"但是，你为什么说这些颜色真的不存在？"英文教授问，"它们在物质世界之外或者在心智中吗？如果颜色在心智里，那么，你对世界的看法为什么比你的有联觉的朋友要好些？"

当我的朋友说颜色不是真的存在时，我猜想她的意思是说，我和大多数其他人都没体验过它们。

---

① 这就是 S（鲁里亚所研究的一个联觉者）所描述的电影导演谢尔盖·爱森斯坦的声音。

② 引自斯通斯女士（Miss Stones），她是高尔顿联觉研究中的另一个被调查者。

睡眠幻觉

联觉十分少见。但是，我们每一个人都做过梦。每一个夜晚当我们沉睡时，我们便能体验到梦境中的鲜活感觉和强烈情感。

> 我梦到我正要进入一个房间，但我没有钥匙。我走近房屋，查尔斯正站在那儿。事情是，我正试着爬进窗户里。总之，查尔斯站在门口并且递给我一些三明治，两个三明治。它们是红色的——看起来像加拿大腌肉，还有煮熟的火腿。我不明白为什么他给我这些糟糕的三明治。总之，我们继续向前进了房间，并且这看上去根本不像要到达的正确地点，而像不错的聚会。就在那个时刻，我开始思考如果我要离开这个地方，我能有多快。另外，有一些与炸药相关的东西，我不太记得了。最后的事情是有人扔了一个棒球。[①]

尽管梦如此逼真，但我们只记得它们的极少部分（5%）。

"我自己都记不住它们，你怎么可能知道我正在做这些梦？"英文教授问。

---

① 来自理查德·琼斯（Richard Jones）收集的一系列的梦。

在 20 世纪 50 年代，阿塞林克西（Eugene Aserinksy）和克莱特曼（Nathaniel Kleitman）发现了快速眼动发生时睡眠中的一个特殊阶段。睡眠阶段与脑活动的不同方式有关，这种脑活动可以用脑电图（EEG）测量（如图 2.9 所示）。在一个睡眠阶段，你的脑活动看上去和你清醒时一样。但是，你所有的肌肉实际上是麻痹的，并且无法活动。当然，你的眼睛是一个例外。在这个睡眠阶段，你的眼睛从一边向另一边快速运动，即使你的眼皮仍然是合着的。这个睡眠阶段因而被称作快速眼动（REM）睡眠。要是我在 REM 睡眠过程中叫醒你，大多数时候（90%）你会报告说，你正处于一个逼真的梦境当中，并且你能回忆起这个梦的很多特征。然而，如果我在 REM 睡眠阶段结束 5 分钟后把你叫醒，你就记不起做

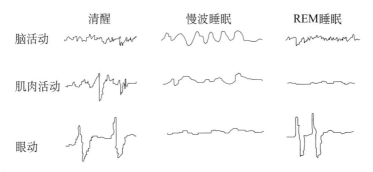

图 2.9　睡眠阶段

清醒状态：快速且不同步的神经活动；肌肉活动；眼动。慢波睡眠：缓慢且同步的神经活动；一些肌肉活动；无眼动；几乎没有梦。REM 睡眠：快速且不同步的神经活动；麻痹，无肌肉活动；快速眼动；很多梦。

的任何梦。这表明，我们对梦的记忆消退得非常快。除非你处于 REM 睡眠过程当中，或在 REM 睡眠阶段刚结束的时候碰巧醒来，否则，你就不记得你做的梦。但是，在你睡着的时候，通过监控你的眼动和脑活动，我就可以知道你在做梦。

做梦时大脑展现给我们的并不是真实物质世界的再现。[①] 但是，这种体验如此逼真，以至于一些人想知道梦是否正在让他们与另一现实接触。2 300 多年前，庄子梦见他是一只蝴蝶。"我梦到我是一只飞过天空的蝴蝶，并且对庄子一无所知。"当他醒来时，他说他不知道他是一个梦到自己是一只蝴蝶的人还是一只梦到他是一个人的蝴蝶。[②]

罗伯特·弗罗斯特梦到他刚摘的苹果

……

我能说出
我的梦将会是怎样一种形式。

[①] 但是在做梦时，尤其是当我们睡着时，大脑经常会再现我们白天正在做的事。罗伯特·斯蒂克戈尔德（Robert Stickgold）让人们玩俄罗斯方块 3 天 7 小时。晚上，在玩完俄罗斯方块之后，他们报告说看到俄罗斯方块的形状在四周飘荡。这甚至发生在有严重健忘症的人身上，这些人不记得他们一直在玩俄罗斯方块。"我看到图像翻过一面。我不知道它们从哪里来。我希望我能记住，但是它们好像木块。"

[②] 在其他事物中，正是对梦的冥想才促使笛卡儿去怀疑除他自己的思想之外的一切。"我清楚地知道，从未有任何确定的证据能用来区分清醒的状态与睡着的状态。"

放大的苹果忽隐忽现。

一头是茎，一头是花，

每一处赤褐色的斑点显得一清二楚。

我不仅忍受脚背酸疼，

还得使劲顶住梯子的压力。

我感到梯子随着被压弯的树枝在晃动。

［节选写罗伯特·弗罗斯特《摘苹果之后》

（After Apple Picking, 1914）］

在我们大多数的梦中，内容十分荒诞奇异，但是我们不会把它与现实混淆（见书后彩图 4）。例如，经常会在梦里看见人物的身份和他们的体貌发生错配。"我与你的同事（在我的梦里）交谈过，但是她看起来不一样，更年轻，像和我一起上学的一个人，大概是一个 13 岁的女孩。"[1]尽管如此，在做梦的过程中，我们还是深信发生在我们身上的每一件事都是真实的。只有在清醒的时候，我们才意识到（通常是如释重负）："这只是一个梦。我可以停止逃跑了。"[2]

---

[1] 这与某些脑损伤患者的体验相似。他们把不认识的人看成熟悉的人，即使没有明显相像的体貌（弗雷戈利综合征）。索菲·施瓦茨（Sophie Schwartz）和皮埃尔·马凯（Pierre Maquet）认为，在做梦时，某些脑区活化不足，以至于正常的大脑运行起来像受损一样。

[2] 与清醒状态相比，在做梦时更经常产生恐惧的情绪。

健全人的幻觉

联觉者是不正常的人。当我们做梦时，大脑处于一种异常的状态。一个身心健全的正常人，在他完全清醒时，大脑的创造性又如何呢？ 19 世纪末，在一项由心灵研究会（Society for Psychical Research）组织的对 17 000 人的调查中，这个问题得到了准确的研究。心灵研究会的主要目的是找出心灵感应存在的证据：信息交流不用任何明显的物理方式，而是直接从一个人的心智传至另一个人的心智。人们相信，在有巨大精神压力的时候，这些信息特别有可能得到传递。

> 1863 年 10 月 5 日，我在爱丁堡明托之家师范学校（Minto House Normal School）。早上 5 点醒来，我确信无疑地听到我的一个好朋友他那熟悉而特有的声音——正重复着一首脍炙人口的圣歌。什么也看不见。躺在床上十分清醒——身体健康，并且没有任何特别的焦虑。……然而正是这个时候，几乎一分不差，我的朋友突发不治之症。他在当天去世了，那天晚上，我接到一封电报，证明了这一事实。

今天，心理学家用非常怀疑的态度对待这一主张。但是在那时，心灵研究会吸纳了很多杰出的科学家作为它的会员。[1]监管"幻觉普查"的委员会由剑桥大学哲学家、纽汉姆学院创始人亨利·西季威克（Henry Sidgwick）教授主持。这项调查组织得非常严密，并且在1894年公布的报告中也含有较为详细的统计处理。这篇报告的编撰者尽力排除那些可能与生理疾病有关的梦境或呓语体验，或者与精神疾病有关的幻觉体验。他们也在区分幻觉与错觉时遇到了相当大的麻烦。

以下是他们向他们的被调查者询问的确切问题：

> 在你确信自己完全醒了的时候，你对看到的或者被有生命或无生命的物体碰触，或是对听到的声音有过生动的印象吗（只要你能发现，这种印象不是由任何外在的物质原因引起的）？

这份发表的报告有将近400页之长，并且大部分是被调查者描述他们体验的真实言语。10%的被调查者有过幻觉体

---

[1] 英国心灵研究会成立于1882年，由剑桥大学的亨利·西季威克教授担任主席。在学会最初一批副主席以及后来的卓越官员和研究员当中就有：贝尔福·斯图尔特（Balfour Stewart）教授、阿瑟·贝尔福伯爵、都柏林大学的巴雷特（W. F. Barrett）教授、迈尔斯（F. W. H. Myers）先生、威廉·克鲁克斯爵士、奥利弗·洛奇（Oliver Lodge）爵士和里彭（Ripon）主教。对于这项工作的价值，威廉·格莱斯顿说："这是世界上正在进行的最重要的工作——到目前为止最重要的工作。"

验，并且大多数是视幻觉（超过 80%）。[①] 其中令我最感兴趣的是，它们和心灵感应没有任何明显的相关。

1891 年 1 月来自 G 女士

> 在 1886—1887 年的几个月里，当我大白天在克利夫顿的房子里下楼时，我感觉到而不是看到，许多动物（主要是猫）经过我身边并且把我推到一边。[②]

G 女士还写道：

> 这些幻觉包括听到有人叫自己的名字，它是那般确切，以至于我四处寻找，想听出声音来自谁；然而，无论是来自想象还是来自以前发生过的回想，这个声音（如果我可以这样称它）有一种非常难以言喻的音质，总是让我吓一跳，并且可以将它与任何一个正常人的声音区别开来。这种幻觉一直持续了好几年，我真的无法解释这种情况。

---

① 正如调查报告的作者们所指出的，这种幻象明显区别于与精神疾病相关的幻觉。"这似乎不用怀疑，在精神病人的幻觉中，听幻觉要比视幻觉更加常见。对此，某些权威人士估计的比率是 3∶1，其他人估计的比率是 5∶1。"

② 大约 100 年后，某个患有帕金森病的人报告了一种类似体验。"屋子看起来有非常多的猫，有黑色的，有棕色的，静静地围着屋子转。一只猫跳上我的膝盖，我还可以抚摸它。"

今天，如果她像以上这样描述体验，她的家庭医生可能就会建议她做一次神经病学方面的检查。

我也发现被归类为错觉的体验是有趣的。这些体验被归类为错觉是因为它们显然源于现实世界中的客观事件。

来自斯托尼博士 ①

几年前，我和我的一个朋友在一个不同寻常的夏夜骑车——他骑自行车，我蹬三轮车——从格伦达洛到拉斯德拉姆。那晚下着毛毛雨，我们没有灯，道路被两边的树蒙上了一层阴影，在树丛掩映之中只能看见天际线。我以这个天际线为导向，缓慢而又小心地向前骑了大约 10 码② 或 20 码，这时，"哐当"一声巨响，我的三轮车恰巧压到一个锡罐或是其他什么东西，导致我重重地摔倒在地。不久，我的同伴赶上来，非常关切地呼唤我。他透过黑暗，看到我的三轮车三轮朝天，我被摔在一边。这个碰撞激发他的大脑想到最可能引起碰撞的原因，并且这涉及心智中的一种视觉感知，一种虽然虚弱但在这种情况下足够清晰可见的视觉感知，而此时它并

① 乔治·约翰斯通·斯托尼（George Johnstone Stoney, 1826—1911），爱尔兰科学家，提出了"电子"这个术语。——译者注
② 1 码约合 0.91 米。——译者注

没有为眼睛以通常方式看到的物体所压制。

在这个例子中，斯托尼博士的朋友看到一些实际没有发生过的事。正如斯托尼博士所说的那样，这种期望在心智里产生了一种足够可见的视觉感知，就好像用眼睛看到的一样。根据我的隐喻，斯托尼博士朋友的大脑对已经发生的事情产生了貌似真实的解释，这就是斯托尼博士的朋友将之看成真实之所在。

来自 W 小姐

一天黄昏，夜幕降临，我走进卧室去拿壁炉架上的一些我想要的东西。路灯透过窗户投射进一束斜光，光亮正好够我看清房内家具中主要物品的大体轮廓。正当我小心地摸索着我想要的东西时，稍转身，我觉察到在我身后不远处有一个个头矮小的老妇人。她安详地坐着，双手合拢在大腿上，手里还拿着一块白色的手帕。因为之前没看到房间里有任何人，我大吃一惊，并且喊了出来："是谁?"但是我没有听到任何回答。我完全转过身，面对着我的不速之客，她却突然不翼而飞。……

在大多数关于幽灵和不速之客的报道中，故事到这儿将会打住，但是 W 小姐坚持着，她的故事没有结束。

因为近视严重，我起初认为我的眼睛在作弄我。因此，我尽可能在先前同样位置重新搜寻那个影子。成功了：正当我转身离开时，快看啊！那里坐着一位小个子老妇人，和刚才一样清晰，戴着顶滑稽的小帽子，一身黑装，并且双手合十端庄地放在她的白手帕上。这一次，我快速转身，并且向这个幽灵追了过去。她又像以前一样突然消失得无影无踪。

因此，这个影响是可以重复的。那原因是什么呢？

现在，可以确信的是，根本没有人在戏弄我。如果可能，我决定去探究这个谜团。我在火炉边先前的位置上慢慢地重新开始，并再一次发觉这个身影；我慢慢地把头从一边转到另一边，发现它是一样的。然后，我慢慢后退，保持我的头不动，直到我又回到那个位置；当我谨慎地转过身来时，这个谜底被揭开了。

窗户附近放着一个抛光的红木小柜子，这是我以前存放各种小东西的碗橱，它形成了这个人的身影，而挂在半开着的门上的一张纸充当了手帕；倾斜的光线落在顶部的花瓶上形成了头和头饰，加上白色的窗帘一起完成了这个错觉。我消除和重现那

个身影几次，并且惊奇地发现，当准确地保持这个
相对位置时，它看起来是多么清晰。

W 小姐的大脑进行了错误推断，她把一间黑屋子里偶然组合
在一起的一堆东西看成在一个角落里端坐的小个子老妇人。
W 小姐不相信。但是请注意，她要付出多大的努力才能揭开
这个错觉谜团。首先，她要怀疑她所看到的未必与现实相一
致。她不希望在那个房间里发现一个人。她的眼睛有时在玩
把戏。其次，她通过在房间里的不同位置看这个"老妇人"
来试验她的感知。被这样的错觉欺骗是多么容易啊！我们通
常可能没有机会去试验我们的感知，也可能没有理由去思考
我们的感知是不是虚假的。

爱伦·坡被一只斯芬克斯天蛾吓得要命

那天非常暖和。临近黄昏之时，我手捧书本坐
在窗前，顺着狭长河道览观远山的景致。……我
的思绪从眼前的书卷上游移开去，落在对面光秃
秃的山坡上，然后看到一个东西——一个形态丑陋
的活生生的怪兽！它以惊人的速度从山顶蹿到山
脚。……我把它和它经过的路旁大树相比，以此估
计这怪兽的大小。……我断定它比现有任何战舰
还要庞大。……这怪兽嘴长在鼻根，那鼻子大约有

六七十英尺长，有普通大象的身体那么粗。在这只
长鼻的根部，密密麻麻长着一大片黑色粗毛——比
二十头野牛身上的毛加起来还多。……在长鼻的两
边，向前平行伸出两根巨大的柱状物，长约三四十
英尺，看似由纯水晶构成，形如完美棱柱，在落日
余晖中现出极其绚丽的光彩。怪兽躯干像尖端朝地
的楔子，从中向外伸展出两对翅膀——每一只翅膀
长近一百码——一对叠于另一对之上，表面覆着一
层厚厚的金属鳞片。……我注意到，上下翅膀由一
根牢固的链条相连。但是这狰狞的怪兽最具特色的
还是那个骷髅头标志。这个骷髅头标志几乎覆盖了
它的整个前胸，就像是用耀眼的白色描摹在身体的
黑底色之上，仿佛出于某个画家的精心设计。注视
着这个令人胆寒的动物……我看到它那处于长鼻根
部的大嘴骤然张开，从中发出响亮刺耳、凄惨绝伦
的声音，像丧钟一样声声撞击着我的神经。当怪兽
消失在山脚下时，我立刻晕厥过去，跌倒在地板上。

　　［坡的房主人解释道］"让我给您读一段关于
昆虫纲鳞翅目天蛾科、人称斯芬克斯的一种昆虫的
描绘……：'……带有骷髅纹样的斯芬克斯天蛾由
于叫声哀怨凄凉，再加上它前胸的可怕标志，时常

会使普通百姓感到十分恐惧。'"念到这里，他合上了书，向前斜靠在椅子上，使自己正好形成我看见"怪兽"时的那副坐姿。

"啊哈，它在这儿，"他旋即解释道，"它又沿着山坡向上爬。我承认它确实是一个模样奇特的动物，不过绝对没有您想象的那么庞大、那么遥远。……我发现它最多长约十六分之一英寸，而且离我眼珠的距离大约也只有十六分之一英寸。"

[节选自爱伦·坡《斯芬克斯》
（The Sphinx, 1850）]

在本章，我已经表明，即使是正常和健康的大脑也并不总能向我们展示关于这个世界的真实图景。因为我们与周围的物质世界没有直接的连接，所以，我们的大脑根据从眼、耳和其他所有的感官接收到的初步感知对这个世界做出推断。这些推断可能是错误的。此外，我们的大脑所知道的所有事情从没进入我们有意识的心智。

但是，有一小块我们走到哪儿都随身携带的物质世界。当然，我们必须拥有探知自身身体状态的直接入口吗？或者，这也是我们大脑产生的一种错觉吗？

第三章

关于我们的身体，大脑告诉了我们什么？

特有通道？

我的身体是物质世界中的一个物体。但是，与其他物体不同，我与我的身体有着特殊的关系。特别是，我的大脑是我身体的一部分。感觉神经元直接从我身体的各个部位传入我的大脑，运动神经元则反方向从我的大脑传到我所有的肌肉。没有比这种连接更直接的了。我可以直接控制身体的行为，而且我不需要对身体所处的状态进行推断。无论什么时候，只要我想要支配身体的任何部分，我几乎就可以立刻做到。

可是，当看到镜子里臃肿的老人时，我为什么还会感到有点震惊？难道我不是非常了解我自己吗？或者是，我的记忆一直被虚荣心歪曲了吗？

界限在哪里？

我犯的第一个错误是，我认为我的身体（如图 3.1 所示）和物质世界中的其他物体之间存在非常明显的差别。这里有一个由马修·博特维尼克（Matthew Botvinick）和乔纳森·科恩（Jonathan Cohen）发明的聚会游戏。[①]放松你的左臂，平放在桌上；我再把它藏到一个遮蔽物的后面，并在桌面上你能看到的地方放一只橡胶手臂。然后，我用两把刷子同时轻抚你的手臂和橡胶手臂。你能感到自己的手臂正被刷子轻抚，也能看到橡胶手臂正被刷子轻抚。但是几分钟之后，你自己的手臂不再有被轻抚的感觉。现在，这种感觉转到了橡胶手臂中。不知什么原因，这种感觉已经离开你的身体，并莫名其妙地转移至物质世界的一个独立部分。

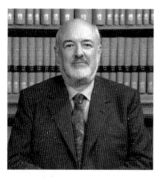

图 3.1 作者看上去的样子

大脑捉弄我们的把戏不仅仅适合在聚会上展示。当猴

---

① 在这个案例中，该实验的确是在一次聚会中第一次展示的。

子 ① 看到它手边有个物体时，其顶叶 ② 中的神经元（可能人也是如此）就会变得活跃起来。猴子的手在哪里都没有关系，当任何物体靠近它的手时，这些神经元都将会变得很活跃。也许，这些神经元在表明一只猴子可以拿到的物体的存在。但是，如果你给猴子一把耙子让它使用，过不了多久，不管什么时候只要猴子看到有东西靠近耙子末端，这些相同的神经元就都开始做出反应（如图 3.2 所示）。③ 就大脑的这个部位而言，耙子已经成为猴子手臂的延伸。这就是我们对工具的感觉。稍微练习一下，我们就会觉得，控制工具就好像控制我们身体的一部分一样直接。这种情况在使用像餐叉这样的小物件，或者像汽车这样的大物件时，都是一样的。

因此，无论何时我们使用工具，我们的身体都会延伸至物质世界中的其余物体。但是，难道不是仍然存在明显的差别吗？外部世界的这一小部分物体与我们的大脑没有直接的

---

① "灵长类动物""猿""猴子"这三个术语长期以来一直让我感到迷惑。灵长类动物是大类目。我们人是灵长类动物，黑猩猩、猴子是灵长类动物，狐猴和懒猴也是灵长类动物。猿是子类目，包括长臂猿、黑猩猩、人类等。猴子是另一个子类目，包括狨猴、猕猴、狒狒等。

② 顶叶的位置已在本书序曲部分的脑区图（见图 0.5）中标明。顶叶控制伸和抓的行为。

③ 长期以来人们一直相信，猴子与黑猩猩不同，它不能使用工具。纳木笃志（Atsushi Iriki）在 1996 年证明，可以教会猴子使用耙子来拿取食物。

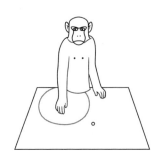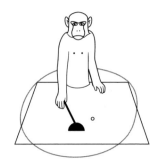

图 3.2 猴子和耙子

如果猴子看到能拿取的东西（在圆内），其顶叶中的神经元就会变得更加活跃。

纳木笃志曾教猴子用耙子拿取手够不到的食物。在猴子使用耙子并看到更大圆内的物体时，其顶叶中的神经元就会做出反应。

资料来源：Obayashi, S., Suhara, T., Kawabe, K., Okauchi, T., Maeda, J., Akine, Y., Onoe, H., & Iriki, A. (2001). Functional brain mapping of monkey tool use. *NeuroImage*, *14*(4), 853–861.

联系。要是有东西碰到我手里拿着的耙子，我是不能直接感觉到它的。由于感受器在肌肉和关节里，我能直接感觉到我的手臂在哪里。然而，即使四肢里的确有这些感受器，我的手臂和手指也可能会出现像木头一样麻木的情况，我对它们在做什么几乎一无所知。

我们不知道我们正在做什么

到了 20 世纪 60 年代末微型计算机投入使用时，心理学研究发生了显著的变化。[①]从那时起，计算机就成了平常你需要的固定设备。要完成一项新实验，你只需编写另外的计算机程序。那时，我一直在研究人们怎样学会熟练的手部动作。在没有计算机以前，我有一台由留声机转盘制成的特殊设备。实验要求人们拿着一根金属杆，并设法让它与黏合在转盘边缘的金属目标物保持接触。当转盘每分钟旋转 60 次时，要这样做是很困难的。我所能测量的就是，这个人是否与目标物相接触。有计算机之后，目标物变成沿着计算机屏幕转动的一个方框。人们通过移动能控制屏幕上指针位置的操纵杆来跟随目标，每隔几毫秒我就能测出手的精确位置。

人们知道他们的手的实际位置吗？本来我可以提出这个问题，但是多年以后，这个实验实际上由皮埃尔·富尔纳雷（Pieere Fourneret）在法国里昂马克·让纳罗（Marc Jeannerod）的实验室里完成了（如图 3.3 所示）。实验要求人们通过向前移动他们的手，在电脑屏幕上画一条垂直线。但是，他们看不见自己的手，只能看到在屏幕上画的线。这个实验的精妙之处在于计算机所能产生的感知曲解。[②]有时，

---

① 在 1975 年我加入医学研究理事会时，有一台 PDP-11 计算机供我研究之用。它体积庞大，像一个巨型档案柜，价格大约等同于一套小房子，内存为 16K。

② 事实上，丹麦心理学家尼尔森（T. I. Nielsen）在 1965 年首次做了这个实验。他没有计算机，而是制作了一个里面带有镜子的特殊盒子。人们看到镜子里的手并不是他们自己的，而是实验助手的。为了加强错觉，实验对象和实验助手都戴着白色手套。

笔直向前移动你的手并不能让你在屏幕上画出一条垂直线，
而是一条偏向一侧的线。当这种情况发生时，你很容易调整
手部动作（通过偏向另一侧），这样你仍然可以在屏幕上画
出一条垂直线。这的确非常容易，你甚至感觉不到你正在做
这个偏离的动作，除非线变形得太厉害。

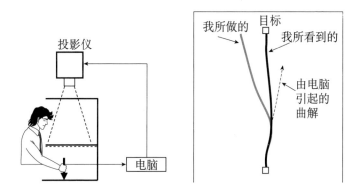

图 3.3 我们没有意识到我们在做什么

　　我不能看见我的手，只有光标在屏幕上。为了使光标笔直地通过屏
幕，我没有意识到我实际上正在移向左边。

　　资料来源：Fourneret, P., & Jeannerod, M. (1998). Limited conscious
monitoring of motor performance in normal subjects. *Neuropsychologia*,
36(11), 1133–1140.

　　因此，尽管手和脑有直接的连接，但我无法精确地意识
到我的手究竟在做什么。关于我的身体在哪里结束和外部世
界在哪里开始的界限，这个观察结果告诉了我们什么呢？通
常，我的身体停止在我的手碰到操纵杆的那一点上。但是，
根据我的控制感，这个界限似乎在我的身体之外，随着指针

（我移动它使它经过屏幕）停止而停止。对于我来说，操纵杆、计算机和指针已经变成对于前述猴子来说的靶子。根据我对我正在做什么的觉察，这个界限又好像在我的身体里，并且停止在我打算画一条垂直线的点上。然后，我的手臂和手执行这一意图，就好像它们已经变成外部世界里的一个工具。[①]

所以，关于我的身体正在做什么，我真正知道的有多少呢？

谁在控制？

科学家所做的大部分工作，对于小圈子之外同一领域的其他科学家来说是少有兴趣的。这一点对物理学家和心理学家而言都是如此。据说，绝大部分研究论文，除了作者自己，看的人不会超过 10 个，很多论文根本就没人看。但是，偶尔也会发生这样一种情况：一项研究的结果非常让人震惊，以至于在这个科学领域之外都得到广泛的讨论。本杰明·利贝（Benjamin Libet）和他的同事在 1983 年发表的就是这样一项研究（如图 3.4 所示）。这个实验简单又好

---

① 一个能改变其运行以适应环境的非常智能的工具。

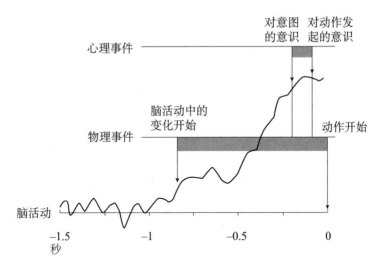

图3.4 当我们做动作时，心理事件和物理事件并不是同时发生的

在我们意识到有做动作的意图之前，与动作相关联的脑活动便开始了；但是，我们先意识到动作发起，之后动作才开始。做动作的意图和动作的发起在心理时间上比在物理时间上联系更紧密（见第六章）。

资料来源：Libet, B., Gleason, C. A., Wright, E. W., & Pearl, D. K. (1983). Time of conscious intention to act in relation to onset of cerebral activity (readiness-potential): The unconscious initiation of a freely voluntary act. *Brain*, *106* (Pt. 3), 623–642.

玩。实验参与者必须做的是，无论何时，当"感到有举手指的强烈欲望"时，就举起一根手指。与此同时，大脑的电活动通过EEG进行测量。众所周知，在人自发做任何动作（如举起一根手指）之前，就有一个特定的变化发生在这个活动中。这一变化非常小，但是通过联合检测（combining measurements）就能从许多活动中探测到。脑活动中的这种改变在确实举起手指的**前一秒**被检测到。利贝的研究的新颖之处在于，他让志愿者告诉他，他们在什么时候有举起手指的"强烈欲望"。为了做到这一点，**在"有强烈欲望"那一刻**，志愿者需立即报告显示在一个特殊钟表上的"时间"。[①]举起手指的强烈欲望大约发生在确实举起手指的前200毫秒。但是，引起极大注意的重要观察是，脑活动中的变化大约发生在确实举起手指的前 **500 毫秒**。因此，这表明志愿者正要举起一根手指时的脑活动大约发生在他报告有举起手指的强烈欲望**前** 300 毫秒。

这个观察结果表明，通过检测你的脑活动，在你自己知道之前，我就知道你将有举起手指的强烈欲望。这个结果在心理学之外也有很大的影响，因为它似乎表明，即使是我们最简单的自发行动也是预先确定的。当我们自认为正在做选择的时候，事实上，我们的大脑已经做出选择。所以，我们在那个时刻做选择的体验是一种错觉。如果我们被以为自己正在做选择的想法欺骗，这也就意味着我们被以为自己有自由意志的想法欺骗。

但是，这个结果真的说明我们没有自由意志吗？问题是，这项研究所涉及的选择非常微不足道——你选择什么都

---

① 对于测量"强烈欲望"产生时间的这一方法，学究式心理学家提出了很多异议。然而，最近帕特里克·哈格德（Patrick Haggard）重复了利贝的实验，通过多种不同的方式测量了"强烈欲望"产生的时间，从而巩固了利贝的结论。

没有关系。在利贝最初的实验中，你只需要做出决定什么时候举起一根手指。在其他实验中，你可能有更多的自由，且要求在左右手指之间做出选择。但是，这些行动是特意选择的，因为它们是微不足道的。借助这样的行动，我们就能够观察在没有社会压力或道德价值的干扰下做出选择的过程。行动的微不足道并没有改变这一事实：当你参与这个实验时，你就必须自行准确地决定什么时候举起手指。

因此，利贝的结论仍然成立。在我们认为正在选择一个行动的那一刻，我们的大脑已经做出选择。但这并不意味着，这个行动不是经自由选择做出的，而只是意味着，我们没有**意识**到选择是在更早的时候做出的。正如第六章将要揭示的，我们在行动发生那一刻的体验与物质世界正在发生的事情之间并没有一种固定的关联。

这些无意识选择就像赫尔姆霍茨的无意识推断。我们无法感知眼前的物体，直到大脑对"那个物体为何物"已经做出无意识推断。我们无法意识到将要做出的行动，直到大脑对"那个行动是什么"做出无意识选择。但是，这一行动是由一个选择决定的，这个选择是我们先前经过自由慎重的考虑而做出的。我们已经同意配合这个实验。我们可能无法确切地知道在任何一刻我们将要执行的行动。但是，我们已经选定一小部分行动，并将从其中再选择这一确切行动。

我的大脑在没有我的情况下也能完美运行

在利贝的实验中，我们似乎滞后于大脑的活动。但是，最终我们还是追了上来。在另一个实验中，我们的大脑控制我们的行动，而我们甚至对此毫无察觉。这是一个在法国里昂开发的"双步骤"（double-step）任务案例。你的任务是留意一根竖直的木棍这一目标物，它一出现，你就伸手过去抓住它。伸手和抓取是你轻而易举并能快速做到的事情。这有一个小小的戏法，即在某些时候，只要你一开始移动手，我就将这个目标物移到一个新的位置。你很容易就能适应这个操作，并且可以准确地抓到在新位置上的目标物。在大多数时候，你不会注意目标物的移动；但是，你的大脑会注意到。你的手开始朝目标物的初始位置移动，然后，为了在新位置上抓到目标物，你在它的位置改变后大约150毫秒改变了手部动作。因此，你的大脑会注意到目标物的移动，并且调整手正在做的动作，这样你才能到达新的目标位置。即使你没有注意到任何东西，所有这些也都能发生。你既没注意到目标物位置的改变，也没注意到你的手部动作的改变。你会告诉我目标物只移动了一次。①

---

① 如果你用眼而不是手追踪目标物的话，这一效果就会看得更清楚。

在这个案例中，在你甚至不知道需要这些行动时，你的大脑就能产生适当的行动。在其他案例中，你的大脑也能产生适当的行动，即使这些行动与你认为应该做的行动有所不同。

在这个实验中，你坐在暗处，我给你（短暂地）展示方框中的一个目标点。然后，我马上又再给你（短暂地）展示一次。这次，目标点仍在同一个位置，但是方框向右移动了。如果我让你描述发生了什么，你会说："目标点向左移动了。"这是一种典型的视错觉，你脑中的视觉区错误地认为方框没有动，所以目标点一定移动了（如图 3.5 所示）。[①]但是，如果我让你触摸你所认为的目标位置，那么你将会在屏幕上触摸到正确的目标点——你的指向不会受到方框任何移动的影响。因此，即使你认为目标点已经移动，你的手也"知道"它并没有移动。

这些观察结果表明，即使你不知道你的身体正在做什么，也不知道什么时候你认为你所知道的世界是错误的，你的身体也能够与世界完美交互。你的大脑可能与你的身体直接相连，但是大脑提供给你的关于身体状态的知识与其提供给你的关于外部世界的知识一样，似乎也是非直接的。你的大脑没有告诉你什么时候你的身体以不同于你臆想的方式移动。你的大脑可以骗你认为，你的身体处于一个不同于它真

---

① 勒洛夫斯（C. O. Roelofs）在 1935 年最早描述了这一错觉。

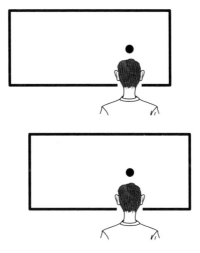

图 3.5 勒洛夫斯错觉

如果方框向右移动，即使黑点没有动，观察者也会认为黑点向左移动了。但是，如果观察者伸手去触摸记忆中黑点的位置，他就不会出错。

资料来源：Bridgeman, B., Peery, S., & Anand, S. (1997). Interaction of cognitive and sensorimotor maps of visual space. *Perception and Psychophysics*, *59*(3), 456–469.

正所处的位置。这里列举的都是一个正常脑与一个正常身体交互的例子。当出现问题的时候，大脑才真正变得富有创造性。

脑中的幻影

如果你的一只手臂不幸被截去了，你很有可能会体验到一只虚幻的手臂，感觉到虚幻的手臂位于空间中的一个特殊位置（如图 3.6 所示）。在某些情况下，你可以移动你虚幻的手和手指。然而，你能看到你没有手臂，也可看到手臂中的感受器不复存在。所以，这些幻影是在你的大脑里产生的。渐渐地，你的幻臂可能分解，因此你体验到一只手，而不是一只前臂。你可能失去移动手臂的能力。最糟糕的是，你可能会感到幻臂里有一种真实的疼痛。有时，这种疼痛似乎是因为你那虚幻的手被固定在一个你不能把它移开的非常危险的位置。这类疼痛是很难治愈的。

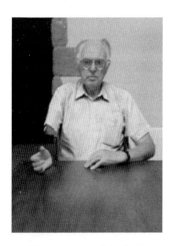

图 3.6 一只虚幻的手

当一只手臂被截去后，你会经常体验到一只幻肢。这只幻肢可能会适时地消失和变化。亚历克萨·诺思（Alexa North）和彼得·哈利根（Peter Halligan）通过操纵照片让我们感受什么是幻肢体验。在这个案例中，手的体验还在，但是前臂已经消失。

资料来源：Wright, Halligan and Kew, Wellcome Trust Sci Art Project, 1997.

直到 20 世纪 80 年代，神经心理学家才认识到，大约在 16 岁之后我们的大脑就成熟并停止生长了。如果连接神经元的纤维受损，那么这些神经元将不能再连接起来。如果你的一个神经元受损，也就再也不能长出新的细胞代替它。现在，我们知道这是错误的。我们大脑的可塑性很强，特别是在我们年轻的时候，并且这种可塑性能贯穿我们一生。为了适应持续变化的环境，神经连接不断地产生和消退。①

如果我们不使用肌肉，它就会萎缩；但是，如果部分没有被使用，我们的大脑就会以一种相当特殊的方式做出回应。如果你的一只手臂被截去了，那么你的一小部分脑将不会再接收来自那只手臂上的感受器的任何刺激。但是，这些神经元并没有死，而是被用于新的目的。很快这个脑区的临近部位就成了接收来自脸部感受器刺激的区域（如图 3.7 所示）。

如果手区不复存在，它就会被面孔区替代。结果就是，在我触摸你的脸时，你会有和平时一样的触感，但是你也会感觉到虚幻的手被碰触。②彼得·哈利根和他的同事在一个有幻手的人身上系统地研究了这种效应。哈利根依次触摸这

---

① 鸣禽用来鸣唱的脑区在鸣唱季节会生长，之后又会萎缩。在鸣唱季节，不但会产生新的神经连接，而且似乎直到这个季节结束时新的神经元才会消退。

② 拉马钱德兰（V. S. Ramachandran）和他的同事首次描述了这一现象。

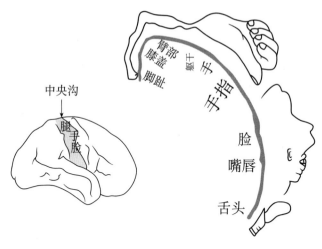

图 3.7 大脑中的感觉小矮人

就在中央沟的后面，有一块细长的皮层，包含一张身体不同部位的"地图"。身体左侧对应大脑右侧，反之亦然。如果碰触你的左腿，那么将会在这块细长皮层的顶端附近看到活动；而如果碰触你的脸，那么将会在下端看到活动。对应不同身体部位的皮层的面积取决于它们的敏感度，因此，嘴唇和手指所对应的面积较大；在这张"地图"上，脸和手是紧挨着的。

资料来源：McGonigle, D. J., "The body in question: Phantom phenomena and the view from within" (http://www.artbrain.org/phantomlimb/ mcgonigle. html).

个人脸上的每个部位，并让她精确描述感觉到幻手上被触摸的位置。利用这种方式，他可以画出面孔区和幻手区之间的关系图。即便这些神经元现在正对脸被触摸做出反应，这个人也能体验到一只不复存在的手正在被触摸（如图 3.8 所示）。

大多数时候，幻肢之所以产生是因为一个肢体被截去

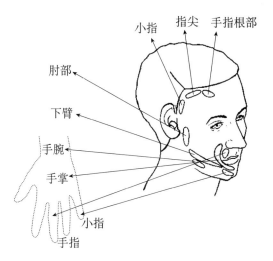

图 3.8　脸上的一只幻手

在右臂被截去后，DM 体验到一只幻肢。当用棉签碰触她的右侧脸时，除了感觉到脸的刺激，她还会同时产生幻肢特定部位的明显刺痛感。可见，面孔部位与幻肢部位之间有一种系统的关联。

资料来源：Halligan, P. W., Marshall, J. C., Wade, D. T., Davey. J., & Morrison, D. (1993). Thumb in cheek? Sensory reorganization and perceptual plasticity after limb amputation. *NeuroReport*, *4*(3), 233–236.

了。在这样的案例中，体验到幻影的人的大脑没有受损。但是，脑受损之后也可能产生幻肢。EP 是一个芬兰女人，她因为严重的头痛和左侧身体麻痹而入院。诊断发现，她的病因是脑前部血管破裂，医生为此给她做了一个修复破裂血管的手术。尽管如此，EP 脑前部的一小块区域还是留下了永久性损伤，而这个区域与动作控制相关。我见到 EP 是在她术后的几年，除了还留有一点非常异常的特征，她已经完全恢复。她经常体验到身体左侧有一只额外的"幽灵般"的手臂，出现在她的真实手臂一两分钟前所在的相同位置。当幻影出现时，她就会感到好像有三只手臂。如果 EP 看她真实的左臂，这只幻臂就会消失。EP 知道她真的没有长出三只手臂来，也认识到这种体验是由她的受损脑引起的。然而，多一只手臂的感觉是如此逼真，以至于有时会担心购物时撞到别人，因为她感觉三只手都拎着大袋子（如图 3.9 所示）。

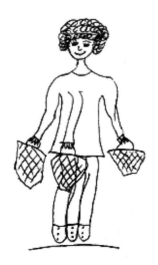

图 3.9 三只手的女人

脑前部受损之后，EP 有时会体验到一只多余的左臂（和腿）。这是她画的她购物时的感觉。

资料来源：Hari, R., Hanninen, R., Makinen, T., Jousmaki, V., Forss, N., Seppa, M., & Salonen, O. (1998). Three hands: Fragmentation of human bodily awareness. *Neuroscience Letters*, *240*(3), 131–134.

我在飞机上见到 EP，她正从赫尔辛基飞往坐落于伦敦布鲁姆斯伯里的功能成像实验室，目的是让戴夫·麦戈尼格尔（Dave McGonigle）扫描她的大脑，以找出当她体验到第三只手时变得活跃的脑区。我与他们会合，在成像实验室里度过了一个令人兴奋的星期六——但在我们后来写的关于这一研究的论文中，这件事情没有被提及①。正当EP准备进入扫描仪时，我们在她的脑中不幸发现一个夹子，这个夹子是在修复她脑部破裂的血管时嵌入的。由于扫描需要强大的磁场，给脑中有金属片的人②扫描是非常危险的。这个夹子是什么材料做成的呢？当 EP 离开实验室在牛津街购物的时候，我们却还在苦苦寻找那位给 EP 做手术的外科医生。通过移动电话的技术性功能，我们最终找到了这个医生，他正在芬兰某处的一个高尔夫球场里。还好，这个夹子是钛做的，没有磁性，因此是安全的。实验的结果呢？每当 EP 大脑中部一小块区域的活动增强时③，她就会体验到第三只手臂。但是，这不是与利用感觉**探测**身体位置相关的区域，而是与**传递**控制身体位置的指令相关的区域。这是一条重要的线索，它有助于我们理解富有创造性的大脑怎样告诉我们有关身体的信息。

---

① 写科学论文不像写古体诗。你想说的每一件事必须遵照预先规定的部分——引言、方法、结果和讨论。你绝不能说"我"，要首选被动语态，所有有趣的事也必然会被省略。

② 也包括有文身和永久眼线的人。

③ 确切地说，它位于辅助运动区（SMA）右内侧壁。

我没有任何问题

EP 是一个非常不寻常的女人，因为她完全知道，她的异常体验不是真实的，而是由大脑的小损伤引起的。一种十分异常的现象在脑后端（尤其在右侧）受损的人身上更加常见。这些人的左臂常常麻痹，对触摸不敏感。但是，这些人似乎没有意识到这种麻痹，并且否认他们身上有毛病（疾病失认症）。拉马钱德拉（V. S. Ramachandran）对很多这类人进行了访谈。他的报告阐明了这些人所认为的和他们的实际能力之间存在的显著差异。

［F. D. 夫人的左侧身体因为中风已经完全瘫痪。］

VSR：F. D. 夫人，你能走吗？

F. D.：我能走。

VSR：你能移动你的双手吗？

F. D.：能。

VSR：你的两只手都一样有力吗？

F. D.：是的，它们当然一样。

一些人似乎认为他们不是用一只手臂，还不得不解释为什么。

VSR：L. R. 夫人，你为什么不用你的左臂？

L. R.：医生，这些医科学生整天给我戳戳捏捏，我很厌烦。我不想用我的左臂。

最奇怪的是，在没有移动他们瘫痪的手臂时，这些人却相信他们已做过这样的动作。

VSR：你能鼓掌吗？

F. D.：我当然能鼓掌。

VSR：你能为我鼓掌吗？

[她开始用右手做鼓掌动作，就好像在用身体中线附近一只臆想的手鼓掌一样。]

VSR：你正在鼓掌吗？

F. D.：是的，我正在鼓掌。

在移动左臂的动作事实上没有发生时，F. D. 夫人的大脑却好像创建了这样的体验。

谁在做？

在这些人当中，不仅他们关于自己肢体位置的知识是错误的，而且关于他们是否正在对这个世界采取行动的知识也是错误的。当他们认为自己正在对这个世界采取行动时，事实上，他们什么也没做。但是想象一下，如果你一直安静地坐着什么都没做，而你的一只手却开始独自行动，这将有多令人惊恐！这有时会发生在大脑受损的人身上。这只任性的手"无法无天"，它会抓住门把手不放，或者拿起一支铅笔乱涂乱画（如图3.10所示）。有这种症状的人被手的这些行动折腾得心烦意乱："它不会做我想让它做的事情。"他们经常要用另一只手死死抓牢它，尽力阻止它乱动。在一个案例中，有个人的左手会紧紧地抓住身边的任何物体，拉扯她的衣服，甚至在睡觉时掐她的喉咙。为此，睡觉的时候，她就要把这只胳膊绑在床上，以防这种夜间异常行为的发生。

"但这些是大脑受损的人，"英文教授说，"我的身体就没有这样的问题。我可能笨，但知道我正在做的是什么事情，并且知道我什么时候在做这件事。"

"我知道看起来是那样，"我回答道，"但这是一种错觉。"

丹尼尔·韦格纳（Daniel Wegner）提出，我们对我们的行动引发没有直接的知识。① 我们所**知道**的就是我们有行动的意图，然后过一会儿，行动发生。我们**推断**，是我们的意图引发了行动。但是，韦格纳没有只停留于这种推断，他做了一些实验来验证他的观点。他预言，如果一个行动在你有

---

① 在他的《意识意志的错觉》（*The Illusion of Conscious Will*）这部杰作中，我们可以看到关于这一点的全部内容。

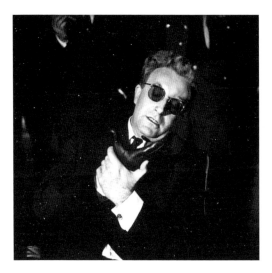

图 3.10　无法无天的手

　　在斯坦利·库布里克的电影《奇爱博士》（1964）中，奇爱博士长着一只有自己思想的右手。在这个场景中，他正用他的左手来阻止无法无天的右手掐死他。

　　资料来源：Columbia Picture, 1964.

行动意图之后发生，甚至在这个行动实际上由别人引发的时候，你也可能会想当然地认为是由你引发的。不管怎么说，这个实验十分具有欺骗性。当参与这个实验时，你会有一个同伴（实际上是实验者的助手），你和他都把右手食指放在一个专门的鼠标上，通过随处移动这个鼠标操纵计算机显示器上的指针。① 屏幕上有很多物体，通过耳机你能听到有人

---

　　① 这个实验实际上是声名狼藉的占卜板的另一个版本，但在重大应用上不值得一提。

在说其中一个物体的名称。你正想把指针移向这个物体，恰巧此时，如果你的同伴把指针移向该物体（他也是遵照耳机中的指令），你就非常有可能会认为是你自己执行了这个动作。当然，时间要把握得恰到好处。如果这个鼠标恰好在你想移动它之前移动了，你就不会觉得是你引发了这个动作。如果在你想移动鼠标之后过了太长时间才移动鼠标，你也不会觉得是你引发了这个动作。如果你有移动意图与鼠标移动两者的间隔大约为 1~5 秒，那么即使事实上不是你移动的，你也会以为是你移动了你的手臂。

相反的结果也能产生。在这个案例中，你执行了一个动作，但是你坚信你什么都没有做。此外，这个结果并不局限于心理学实验室，它能在"真实生活"情境中发生，而且会带来灾难性的后果。但是，现在我不打算告诉你这些。此刻，我只关注我们是如何知晓这个物质世界的，包括你自己的身体。你认为你没有在执行一个动作，这种错觉之所以产生是因为你以为别人正在执行这个动作。这个结果涉及精神世界——直到第六章我们才将进入的他者心智世界。

"你"在哪里？

在本章，我的目的是使你相信，你并没有获取关于自己身体的知识的直接通道。为了做到这一点，我从知识层次的不同阶段（通过这些知识你使你的身体作用于这个世界）介绍了我的观察结果。底层是关于你的身体在空间中的位置的知识，这种知识在你伸手拿东西的时候显得至关重要。你很擅长伸手拿东西，然而对身体各个部位在空间中的精确位置却知之甚少，并且有时你所知道的是错误的。往上一层是关于何时和如何移动的知识，这种知识对于伸手拿东西来说也至关重要。你擅长快速伸手抓取这个动作，并且能在行动过程中调整动作。然而，你甚至可能还不知道自己已经进行了这些快速而又正确的动作修正。再上一层是关于你是正在做动作的行动者的知识。即使是在这个基本问题上，你可能有时也是错误的。这个动作将如何结束？你了解自己什么呢？假如你意识不到你的身体或你的行动，"你"还剩下什么呢？

记住，所有案例中的行动都十分简单。如果有人向你扔了一个板球，你什么都不会想，而是直接接住它。但是，当你处于一个新的环境，并且没有固定程序可遵循而不得不思考的时候，你又会做出什么行动呢？

埃洛迪·瓦雷纳（Elodie Varraine）研究了在跑步机上行走的人。她可以通过改变跑步机的运动阻力调节行走的难易程度。在一个实验中，她会告诉你，在跑步机上行走几分钟后，运动阻力将开始缓慢增加。你必须察觉阻力什么时候改变。另外，通过调整你的行走方式，你必须对阻力的改变做出反应。如果你被告知要保持相同的行走速度，那么你必须增加行走的力度。如果你被告知保持行走的力度不变，那么你必须放慢行走速度。这个实验的关键点是，你所做的行动并不是对跑步机阻力的改变做出的机械反应。在你刚刚接收到的指令的基础上，这些行动不得不被有意选择。瓦雷纳博士发现，在人们注意到跑步机阻力增加前的几秒内，他们正确地改变了他们的行走方式。换句话说，在你不知道运动阻力已经改变或不知道你已经改变行走方式的情况下，你的大脑就能意识到阻力的改变并且改变你的行走方式。即使没有意识到，你也可以选择和执行在任意指令基础上的行动。

正在做事的人不知道他们正在做，这样的最极端的例子与**催眠**有关。有这样一则典型的逸事。①

      我们与被试坐在实验室里。正当我们谈论最近的一场拳击比赛时，实验操作员用他的铅笔在桌子上轻敲了三次。被试的眼睛立刻——我们的意思是瞬间——就闭上了，并且是彻底"睡"着了。[这位操作员在被试梦游状态下展示了对他进行的各种

---

    ①   下面的段落摘自乔治·埃斯塔布鲁克斯（George H. Estabrooks）的《催眠术》（*Hypnotism*）一书中"争议中的催眠术"这一章。埃斯塔布鲁克斯毕业于哈佛大学，是罗得岛的一位学者，科尔盖特大学心理学系主任。他是二战期间催眠领域的权威，其贡献在于利用催眠术打造了一名完美的特工——不知道自己是特工的特工。

催眠。]然后,我们叫醒了他。

他立刻开始谈论那场拳击比赛!

一个实验室的参观者打断了他。

"你对催眠了解什么?"

被试看上去很惊讶:"为什么这么问,一点也不知道。"

"你上一次被催眠是什么时候?"

"我从来没有被催眠过。"

"你知道 10 分钟前你在昏睡吗?"

"别傻了! 没有人催眠过我,也没人能催眠我。"

心理学家对催眠术非常谨慎。这一技术由于被指责为神秘主义和骗术而受到诋毁。但与此同时,正是对催眠的研究才使心理学被确立为一门科学。这一问题肇始于安东·麦斯麦(Anton Mesmer)。麦斯麦在他的动物磁力理论基础上开发了一种治疗技术(后来被称为麦斯麦术)。他先在维也纳,而后在巴黎都获得了巨大成功。1784 年,法国国王路易十六组建了由知名科学家组成、本杰明·富兰克林(美国大使)任主席的皇家委员会来调查麦斯麦的主张。委员会推断,麦斯麦的治疗方法是真实有效的,但是他的理论是错误的。这种疗效应归功于想象和模仿(即心理过程)而不是任何物质力量。麦斯麦失去信誉并离开了巴黎①，但他的技术一直被沿用，并且到 19 世纪中期，麦斯麦术已经发展成为催眠术。催眠术先是被用来引导术前麻醉，后来被用于治疗癔症。借助催眠术，对思想如何转变为行动的研究似乎成为可能。不但临床医学专家（如弗洛伊德），而且心理学家（如威廉·詹姆斯）都对这种心理机制抱有浓厚的兴趣。

在行为主义占主导地位的时期，催眠术沦为心理学的边缘话题。仅从外表看，你很难区分哪一个是因催眠暗示而正在活动的人，哪一个只是在做着一个穿白大褂的人告诉他做什么事的人。对于行为主义者来说，催眠术仅是表演。当然，如果你问一个人这种体验怎么样，那么这两种情况是完全不同的。你知道你什么时候是在表演，但你不知道你什么时候是在催眠暗示下表演。

对催眠术的研究仍停留在理论心理学的边缘，但是，正在进行的一些重要实验依然在利用这一技术。约翰·莫顿（John Morton）向我描述了一个这样的实验。

一组易受影响但其他方面完全正常的大学生被催眠后，被要求完成一项词语联想任务。实验人员先读出词语，然后要求被试用出现在头脑中的第一个词语应答（如床—**枕头**、桥—**河**、花园—**草坪**等）。当被试还处于催眠状态时，他们

---

① 结果他躲过了法国大革命，而不像皇家委员会的一些成员那样被送上了断头台。

被告知必须忘记执行了这项任务。然后，实验人员再读出相同的词语，要求被试还必须用出现在头脑中的第一个词语应答。

因此，这是关键问题。如果你因大脑受损而"真正"失忆，以至于无法记起刚刚执行的词语联想任务，那么你是会用不同的词语做出反应，还是会再次给出相同的词语？

"很明显，下一次我将会给出不同的词语，"英文教授说，"你给出哪个词语只是偶然。比如，对词语'树'会有很多不同的联想，你不大可能又给出相同的词语。"

"大多数人是那样想的，"我得意地回答，"除非他们听过一些神经心理学讲座。"

通过研究有严重健忘症因而真的记不住执行了任务的人，我知道英文教授的说法是错误的。这些人倾向于给出他们之前刚刚给出的相同词语，并且可能会稍微快一点地给出这些词语。^①

当催眠实验中的词语联想任务被重复时，被试给出了不同的词语。像英文教授一样，他们认为，如果你记不住之前执行了这项任务，并且他们是根据自己的意愿行动的，这就是所发生的。但是，他们不知道这就是自己正在做的。因

---

① 这是一种无意识启动（unconscious priming），它不会受到导致记忆丧失的脑损伤的影响。我们刚刚做出的每一个反应的临时印记都会保留在我们的脑中。这就使再次重复相同的反应变得容易些。

此，在这个实验中，下面就是你的大脑必须做而你却一无所知的。第一，必须建立一种完成词语联想任务的总体策略："给出与上一次不同的词语。"第二，为了使这种策略成功，必须记住上一次给出的词语，以避免再次给出这些词语。第三，必须监控每一个行动以控制再次给出相同词语的强烈倾向。

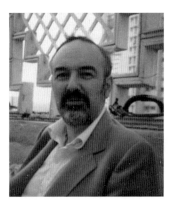

图 3.11 作者真实的样子

因此，到这里我们接近了行动控制的最高层级。而且，我们发现，在我们不知道的情况下，我们的大脑能为行动建立一种复杂策略且对其进行监控。我关于自己身体以及它如何作用于这个世界的知识并不是直接的。关于我，我的大脑隐瞒了许多，也构造了许多（如图 3.11 所示）。在章前那个例子中，当我照镜子时，为什么我的大脑不向我呈现真实的我—年轻，瘦，而且有浓密的黑头发？

在本书第一部分的结尾，如果一切都在计划之中，那么你应该感觉到些许不安。我已经说明，我们关于与这个世界不费力气就能互动的体验——通过我们的感知和行动——是一种错觉。我们与这个世界，或者甚至与自己的身体都没有直接的关联。通过向我们隐瞒涉及探索这个世界的一切复杂过程，我们的大脑制造了这种错觉。我们只是没有意识到大脑需要不断做出推断和选择。如果身体出现问题，我们关于这个世界的体验会是完全虚假的。但是，我们究竟如何确信我们所体验的呢？如果我们与物质世界的联系都如此脆弱，那么我们有什么希望进入他人的精神世界呢？

将大脑和心智分开之后，现在我必须努力将两者重新聚合在一起，并且向你保证，我们（多数时候）是能够相信我们的体验的。

第二部分

大脑是如何做的

第四章

在预测中前行

　　我们对物质世界所知的一切，包括对自己身体的所知，都来自我们的大脑。我已在本书第一部分说明，大脑不像一台被动的电视机那样只给我们传递知识，它还积极地创造着关于这个世界的图景。可以说我们的大脑极具创造力，因为有时候它创造的这些世界图景是完全虚假的。这一发现令人震惊，因为它使我们迷惑不解——我们究竟怎样才能知道，大脑向我们传达的关于这个世界的信息是不是真实的。令人惊奇的是，我们的大脑总能获得正确的事情。基于感官提供的非常有限且不完整的信息，大脑创造了关于这个世界的图景。例如，虽然视网膜中的视像仅仅是二维的，但是我们的大脑却从三维空间的角度给我们创造了关于这个世界的种种鲜活的体验。值得庆幸的是，在我们大脑创建的 100 个关于这个世界的图景中有 99 个是正确的。那么，这是如何成为可能的呢？

奖赏和惩罚的模式

在没有老师的情况下学习世界是什么样的

我们的大脑在不停地认识世界万物，它要每时每刻去发现周围事物的特性：是要接近还是远离这些事物？它要知道这些事物在哪里：是在附近还是在远处？它要知道怎样躲避黄蜂的芒刺而摘到水果。而且，这种学习是在没有老师的情况下发生的。不可能一直有人在身边不停地告诉我们所做的事情是对还是错。

旅行是作为一个学者所能得到的特殊待遇之一。每个月我都可能要出席一些会议，而且所有开销通常是买过单的。因此，每次参加会议，为了寻找会议中心，我总会发现自己独自穿行于以前从没到过的城市；在那里，我将遇到许多从未谋面的人，然后找一些认识的人交谈。那边那位不就是固执己见的英文教授吗？我以为这是一个科学会议。

我从未到过这个城市，但却能毫无困难地穿行其中。我喜欢游览新的地方，然后独自漫步街头。我可以认识这个世界上的新事物，但是并不需要老师每时每刻跟在身边。儿童时期的大部分学习是在没有老师的情况下发生的。没人教你怎样骑自行车，你必须自己学习。我们在接受教育之前就懂得语言的基本原理。只要在同一个房间有人说汉语，一个九个月大的美国婴儿就能识别出汉语中的不同发音。

那么，在没有老师的时候，我们是怎么学习的呢？

学习未来是什么样的

科学家们之所以能在大众文化中获得一席之地，是因为人们觉得他们和他们所做的是奇特的和与众不同的。我们知道伽利略在比萨斜塔上抛掷物体，虽然我们不太确定他为什么这么做。我们确信爱因斯坦在关于空间和时间的问题上做出了重要贡献，而事实上为我们所**熟知**的是他那怪异的发型。

巴甫洛夫也是一位这样的科学家（见图4.1）。虽然他的实验是在100年前进行的，但是大家都知道他通过铃声使狗分泌唾液。有许多原因能说明这个实验的奇异之处。为什么多数科学家在研究老鼠的时候他却在研究狗呢？[①] 在当时测量显而易见的动物行为容易得多的情况下，为什么偏偏要测定狗的唾液分泌呢？为什么选择铃声作为任意的信号呢？另

---

① 早在1828年，大鼠就被拿来在实验室做生理学研究。关于近交系大鼠，最早可追溯至1856年；那时，巴黎植物园就报告了饲养的黑色头巾鼠品系，这一品系一直延续到1988年，共存活了132年。

外，最关键的问题是，这项研究的最终结论究竟是什么呢？

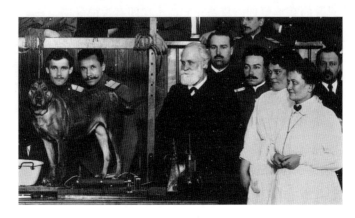

图 4.1 伊万·巴甫洛夫（1849—1936）

这是在一次实验展示时巴甫洛夫（中间）与他的一只狗的合影。他提出的经典条件作用（classical conditioning）是联结学习的基础。

资料来源：RAI Novosti/Science Photo Library.

巴甫洛夫的研究是重要的，它揭示了某些学习的基本原理，这些原理同时适用于动物和人类的学习。巴甫洛夫的观察不仅仅局限于狗、唾液的分泌和铃声。[1] 他对唾液分泌的研究源于他对消化研究的兴趣。我们人和狗一样，在食物入口大约 1 秒钟之后就会自动开始分泌唾液，这是食物消化过

---

[1] 巴甫洛夫研究工作的重要性旋即得到承认——1904 年被授予诺贝尔生理学奖。今天，他的研究工作有时被当作行为主义学派的一部分而遭摒弃。在 20 世纪早期，行为主义学派否认对心理活动进行科学研究的可能性，从而阻碍了心理学研究的进程。事实上，巴甫洛夫的研究路径与行为主义有着本质区别。与行为主义者不同，他热衷于研究心理现象（比如他提出的条件反射）的生理机制。

程的起点，并不奇怪。食物和消化直接相关，只在被消化时才对我们有价值。巴甫洛夫把由食物引起唾液分泌的过程称为"无条件反射"（unconditioned reflex）。

但是，巴甫洛夫也发现（可能是偶然发现），在相同时间提供任意的信号刺激（如节拍器的滴答声）也和食物一样可引起唾液的分泌。如果节拍器的声音正好发生在食物放进狗的嘴巴之前，那么，这一过程重复四五次后，在没有提供任何食物的情况下，节拍器的声音也能引起唾液的分泌。巴甫洛夫将这称为"条件反射"（conditioned reflex）。他指出，节拍器的声音已经成为食物出现的信号。狗在听到节拍器的声音时不仅仅会分泌唾液，它还会转向食物通常出现的方向并开始兴奋地舔舌头。当听到声音时，狗期盼着食物的到来。①

由于节拍器的滴答声"与食物完全不同"，它是什么并不重要。巴甫洛夫又试验了多种不同的刺激，如香草的气味、电铃的嗡嗡声、物体的旋转——所有这些刺激都可以作为食物出现的信号。

我们只要饿了，就会想到食物。食物就是奖赏，我们就想接近它。在聚会上，我们会挤过餐桌周围避免不了的人群，直到装好满满一盘食物后才顾得上与人交谈。巴甫洛夫指出，

---

① 严格说来，"巴甫洛夫"或者"经典"条件作用只适用于节拍器的声音与唾液分泌间的联结。转头和期盼活动涉及一个更加复杂的过程。

任何刺激都可以成为食物出现的信号，并指引动物接近那个刺激。这就是为什么在聚会上人们会自动向房间最拥挤的地方靠拢。因为我们已经知道，那是有食物和饮料的地方。

巴甫洛夫也表明，在惩罚的情况下也能发生一模一样的学习。当一个不适物体被放入狗的嘴中时，它将用力摇头、张开嘴巴、活动舌头（也分泌唾液），以试图将物体吐出。像敲打节拍器这样的任意刺激也能成为惩罚事件的信号，这些惩罚事件是我们人和狗都想逃避的。

巴甫洛夫建立了一种实验技术来研究这种最基础的学习。这是一种**联结学习**（associative learning），因为学习结果是任意刺激与奖赏（口中的食物）或惩罚（电刺激）之间的联结。这种学习是获得关于这个世界的知识的一种重要机制。通过这一机制，我们能学会哪些事物是美好的或讨厌的。例如，颜色可以作为水果成熟的信号。水果成熟时通常会越来越红，或者，更确切地说，是绿色随着叶绿素的分解逐渐褪去。我们喜欢漂亮的成熟水果胜过令人讨厌的青涩水果，因此，我们可以学会从颜色上区分它们。

但是，"联结"（association）这个词是个误导。仅仅把铃声与食物及时紧密结合起来是不足以引发学习的。巴甫洛夫在一份实验报告中指出，即使在嗡嗡声与食物结合了374次之后，仍然没有引发学习，其原因是嗡嗡声总是发生在喂食5~10秒钟之后。任意刺激只有在预示将来有令人愉快或不愉快的事情发生时才能激发兴趣。如果刺激呈现于重要事件之后，它将不能激发任何兴趣。因为在这种情况下我们已经知道重要事件，这样的刺激没有告诉我们任何新的东西，所以我们就会将它忽略。

巴甫洛夫所发现的联结学习正是我们赖以生存的学习方式，通过这种学习，我们能辨别外部世界中有助于预测未来的所有有用刺激。但是，仅仅学会辨别哪些事情将会是好的或不好的，虽然非常有用却不足以维持生存。我们仍要学习怎样去趋好避坏。

当巴甫洛夫在圣彼得堡研究狗的唾液分泌时，几乎与此同时，爱德华·桑代克在纽约开始了对猫开迷箱的研究（如图 4.2 所示）。这种特制的小迷箱有一扇门，猫可以通过一些方式把门打开，比如拉其中拴着绳子的环。桑代克的研究显示，猫可以学会拉绳开门逃出迷箱，然后去吃就在迷箱旁边的鱼。而他想要回答的关键问题是：猫是怎么学习的？他意识到，指明猫怎样**未**获得学习是非常重要的。他表明，有老师在并不起作用。① 猫不通过模仿来学习。重复观察其他已经学会拉绳逃出迷箱的猫对猫的学习毫无帮助。桑代克亦指

---

① 教学通常在不用语言的情况下发生。很多技能的学习，通过演示的学习效果通常要胜过言语。在文字说明和图示的帮助下，我愚笨地花了数月去学习打蝴蝶结，最后无果而终。而这种类型的教学似乎不会发生在动物身上。年幼的黑猩猩靠观察母亲的行为学会了使用工具，但是它们的母亲并没有花任何心思教它们。

出，猫不通过演示来学习。他拿着猫的爪子去拉绳，并让猫逃出迷箱吃鱼。但是，多次示范之后，如果把猫单独放入箱中，它还是不会立刻去拉绳。

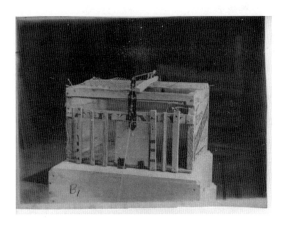

图 4.2　桑代克的迷箱之一

桑代克发现，工具性学习是联结学习的另一基本形式。猫必须学会怎样逃离迷箱而获得迷箱旁边的鱼。

资料来源：Robert M. Yerkes Paper. Manuscripts & Archives, Yale University Library.

桑代克得出结论：猫只是通过试误（trial and error）学会进出迷箱的。猫一旦被放入迷箱，就会尝试各种方法逃出来以吃到旁边的鱼。例如，试着从箱子任何开口的地方挤出来、抓和撞击箱子的木条、把爪子从缝中伸出，以及抓住一切能抓住的东西。一次偶然的机会，它终于抓住了拴着绳子的环开门逃了出来。每次把猫放回迷箱，它就能更快一些逃出来。拉绳子的动作发生得越来越快，最终，猫一被放入迷箱就开始拉绳。

桑代克认为，这也是通过联结来习得的——猫习得了行动（抓绳）与奖赏（逃出迷箱吃鱼）之间的联结。所有的动物都是以这种方式学习的。人和猫一样，倾向于做出有愉快结果的行动。和巴甫洛夫的研究一样，这种学习也适用于惩罚。我们较少做出有不愉快结果的行动。我们也会失去某种联结，即所谓消退（extinction）。如果在拉绳之后门不再打开，猫最后将停止拉绳。

通过这种学习机制，我们能发现哪些行动会影响未来。

迷信式学习

然而，猫学会了拉绳逃出迷箱并不意味着它明白了绳子是如何打开门的。它似乎也学会了这种与奖赏"相异"的行动，就像在巴甫洛夫研究的那种学习中发生的一样。**任何在奖赏之前做出的随意行动都将更有可能被重复。**

在桑代克之后，斯金纳 ① 发明了斯金纳箱，实质上是改

---

① 斯金纳是最知名的行为主义心理学家。他过着传奇般的生活，一生有许多故事。曾想写一部意识流小说的他却成了一名行为主义者（真）。他把女儿放进斯金纳箱中抚养，结果女儿自杀身亡（假）。在他来考察我攻读博士学位的实验室时，我有幸见到他。我向他解释我试图将行为主义与信息理论联系起来的研究兴趣，他当时肯定被我完全搞糊涂了。但他向我表现出的礼貌性兴趣为我提供了一生中的一个重要角色模范。

良版和机械化版的桑代克迷箱。箱中的动物压杠杆（假如是只老鼠）或者啄按钮（假如是只鸽子），奖惩就会自动传递出来。所有这些事件发生的次数需要被连续不断地记录下来。

运用他的斯金纳箱，斯金纳在一个精心设计的关于鸽子"迷信"的实验中，证实了应答式学习（response learning）的任意性。把一只饥饿的鸽子放入斯金纳箱，**无论鸽子做出什么动作**都有规律地间隔性地给予食物。一小段时间后，可以看到鸽子重复做一些任意的动作。在食物出现间期，一只鸽子绕着箱子逆时针转两到三圈，另一只将头伸向箱子的一个顶角，还有一只鸽子则在做一个"举"的动作，仿佛把头伸到一个无形的杆子下，然后重复地抬起它。鸽子们学会了重复在食物出现之前的片刻它们所做的任何动作。斯金纳把这叫作"迷信"（superstitious）行为，因为鸽子似乎确信是它们的行为引起了食物的出现，而事实并非如此。他指出，迷信在人类中也能以同样的方式出现。

这就能解释，为什么如此多的运动员及其粉丝有象征幸运的吉祥物和重要的赛前仪式。一个网球运动员可能总喜欢在发球前以某种方式对着地面弹一下他的球。据说，戈兰·伊万尼塞维奇在整场网球比赛中都避免碰他的头及落在脸上的头发。

这种对迷信行为的解释在心理学专业学生中备受推崇。

剑桥大学 1968 级心理学专业的一位可靠消息提供者告诉我，假如一位知名神经心理学家在报告厅做报告，那么不管他什么时候走向右边，学生们都能够通过打哈欠和扔铅笔使得这位心理学家从报告厅极左边的位置进行演讲。这类实验有趣的特点是，它们只有在实验对象没有意识到他正在学习环境中的权变奖赏（reward contingencies）时才能起作用。我们不需要意识到联结再去学习它们——事实上，它在我们没有意识到联结时起作用。

我在本书第一部分已经说明，在这种知识还没有进入意识层面的情况下，大脑对世界了解多少。大脑所知道的是联结学习的结果，这是非常正确的。这就是为什么感知和行动看起来会如此简单。我们已获得有助于我们与世界交互的知识，但我们并不能意识到所有这些知识。当我在下文中说"我们学会去预测未来"时，你一定要记住，这不是我们有意识或特意做的正常事情。

大脑是怎样学习的？

以上两种联结学习都是关于未来的。我们认识到，某些信号会告诉我们未来会发生什么。我们也认识到，某些行动将引起某些事情在未来发生。当然，并不是信息本身能预测什么将会发生，而是大脑在做预测。假如我们能直接看到神经元的活动，我们就能了解大脑以这种方式进行预测。[①]

神经元是最基本的信号传导结构。信号通过生物电从一个神经元末端传导到下一个神经元，这与信号在电话线中的传导相似（见第五章）。但当信号传至神经末梢时会发生什么呢？信号怎样从一个神经元传到下一个？电话也面临着相似的问题。我的耳朵与电话听筒之间有间隙，没有电信号的连接。通过空气分子传递信号，问题就迎刃而解。接收器引起空气的振动，振动穿过间隙而被耳朵接收。但对于神经元来说，信号在神经元之间传递的机制却要复杂得多。简单来说，当电信号传至神经末梢时，它会释放一种化学物质。这种化学物质能穿过间隙刺激下一个神经元。两个神经元的间隙就是突触（synape，或者更确切地说是突触间隙；见图4.3）。桥接间隙的这种化学物质叫作神经递质（neurotransmitters）。科学家已在脑中发现许多不同种类的递质；我们也可根据神经元所利用神经递质的不同对神经元进行分类。

[①] 在对大脑如何运作的理解上取得的主要进展得益于我们记录单个神经元活动的能力。休伯尔（David Hubel）和威塞尔（Torsten N. Wiesel）在1958年首次发现，视觉皮层细胞能够调节对特定视觉刺激的反应。例如，一些细胞对垂直线有强烈反应，但对水平线却毫无反应。他们因这项研究工作获得了1981年的诺贝尔奖。

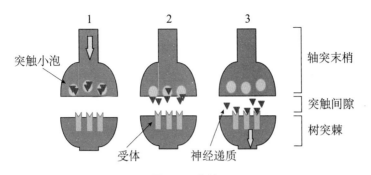

图 4.3 突触

一个神经元与另一神经元信号传递的地方：

1. 一个神经冲动（动作电位）到达突触前神经末端。
2. 这引起突触小泡向神经末端的边缘移动，并释放神经递质，使之进入突触间隙。
3. 神经递质穿过间隙与突触后神经元（在树突棘中）上的受体相结合。如果突触处于强烈的兴奋状态，这将在突触后神经元中触发一个神经冲动。如果突触处于抑制状态，那么突触后膜也就变得更不活跃。然而，由于通常每个神经元与许多神经元相连接（或形成突触），突触后神经元的活动情况就由大量不同的输入信息的总效应来决定。

随后，神经递质又被重新吸收回到突触前神经末端。这样，以上整个过程才能重新发生。

有一类重要的神经元会释放出我们所熟知的神经递质多巴胺。这类细胞也叫奖赏细胞（reward cells），因为它们在动物进食时会立刻变得更加活跃。一只老鼠踩压一根杠杆以刺激这些细胞，并且似乎发现这种刺激甚至比食物或性还要好，这叫作自体刺激（self-stimulation）。①

---

① 在迈克尔·克莱顿的小说《终端人》（*The Terminal Man*）中，有一个将电极植入愉悦神经中枢的人，造成了灾难性后果。

　　沃尔弗拉姆·舒尔茨（Wolfram Schultz）在一个条件作用实验中记录了这些神经元的活动，他发现它们并不是真正的奖赏细胞（如图 4.4 所示）。就像在巴甫洛夫的实验中所做

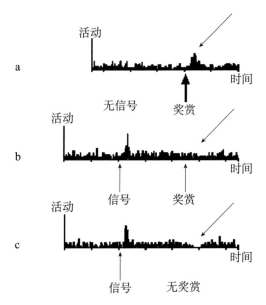

图 4.4　多巴胺神经元的活动代表我们对奖赏的预测出现错误

　　在猴子学会在一次闪光（信号）半秒钟之后，将果汁注入它们口中（奖赏），记录此时多巴胺神经元（在基底神经节处）的活动。

　　a. 在没有信号的情况下，猴子不知道奖赏什么时候出现。不可预测的奖赏引起活动加强。

　　b. 猴子已经知道奖赏什么时候会出现。奖赏没有引起活动的改变。但是，猴子不知道信号在什么时候会出现。不可预测的奖赏信号引起活动加强。

　　c. 猴子期盼奖赏出现，但它没有出现。预期奖赏的缺乏引起活动减弱。

　　资料来源：Schultz, W. (2001). Reward signaling by dopamine neurons. *Neuroscientist, 7*(4), 293–302.

的，任意信号（闪光）出现一秒钟后将果汁注入猴子口中。开始，多巴胺神经元像奖赏细胞一样，对果汁的注入做出反应；但经过训练后，它在这个时间停止做出反应。取而代之的是，神经元在猴子看见闪光后立刻做出反应，即在果汁出现的前一秒就做出反应。多巴胺神经元的活动似乎预示着果汁即将出现。它们不是对奖赏的反应，而是在预测奖赏。

预测的重要性在猴子看见闪光而没有获得果汁的实验中得到了更清楚的验证。多巴胺神经元在果汁本该出现的时间变得**不那么活跃**。猴子的大脑准确地预测了作为奖赏的果汁本该出现的时间；多巴胺神经元通过减少活动来预示奖赏并没有出现。

错误如何成为我们的老师

这些神经元的活动并不是预示奖赏的信号，它甚至不能预示奖赏即将出现。这些神经元的活动告诉我们，我们对奖赏的预测出了错误。如果果汁如期而至，那么我们的预测没有错误，多巴胺神经元将不会发出信号。如果果汁不期而至，那么奖赏好于我们的预测，神经元就发出一个积极信号。而果汁没有在该出现的时间出现，那么奖赏差于我们的预期，神经元就发出一个消极信号。这些有关预测发生错误的信号可以使我们不需要老师而认识世界。如果我们对世界的预测出了错误，那么这对于我们就是一个信号：我们需要做些事情以便做出更好的预测。

在发现多巴胺神经元的活动作为信号预示我们的预测出了错误之前，数学家就已经开发出使机器以相似方式来学习的运算法则。

这种联结学习机制中的一个重要概念是"价值"（value）。巴甫洛夫实验中的非条件刺激具有内在价值——有积极价值的食物（奖赏）和有消极价值的电刺激（惩罚）。这种联结学习机制的运行方式是这样的：无论何时我们获得奖赏，正好在奖赏出现前发生的事情将更有价值。即使事情是在奖赏出现前的较长一段时间发生，它也略显得更有价值。其中，有些事在这个时候是偶然发生的，它们可能是不相关的。这种不相关的事件下次有可能还会发生，但奖赏不会随之而出现。这会引发错误的信号。预期的奖赏没有出现，不相关的事件就会贬值。但当事件的出现正确地预测了奖赏时，就没有错误的信号产生，事件也将变得越来越有价值。我们的大脑就是通过这种方式学会将价值赋给我们身边所有的事件、物体和地点。许多事物保持价值中立，有些则将获得高价值或低价值。

从国外长途旅行回来后，我们在脑中体验着这样一种价值图——随着我们穿越的街道变得越来越熟悉，愈发强烈的情绪反应就在心底油然而生。

如果我们趋近高价值的东西并避免低价值的东西，我们就能避免惩罚并获得奖赏。但是，这种联结学习机制只能告诉我们哪些东西是有价值的，不能告诉我们怎样获得有价值的东西。桑代克的猫一被放入迷箱就知道鱼是有价值的，但它却不知道怎样得到鱼。

其实也存在一种准确地学习怎样获得奖赏（或避免惩罚）的机制，它就是时序差分（temporal difference，TD）算法。该程序利用机器来发现可执行的最佳行动序列，以获得有价值的事物。这种程序也被称作行动者-评论者（Actor-Critic）模式。行动者（程序的一部分）选择将要执行的下一个行动。评论者（程序的另一部分）显示这一行动的优劣，告诉行动者预测中的任何错误。一个好的行动是这样一个行动：我们当前所处的情形比之前我们执行行动的情形具有更高的价值。评论者则评估从某一个时间到下一个时间所发生的价值变化（因此叫"时序差分"）。在一次使你离奖赏更近的行动之后，价值就会提升。这是一种发现通向奖赏的路径的方式。价值的峰值恰好靠近奖赏的位置。在我们远离奖赏的过程中价值会渐渐变小，而朝更具价值的方向前行，我们将最终获得奖赏。当然，这些价值实际上并非标记于真实世界，而仅仅标记于我们脑中关于世界的内部模型——这一模型是通过学习和体验建构起来的。

沃尔弗拉姆·舒尔茨以及计算机专家彼得·达扬（Peter

Dayan）和里德·蒙塔古（Reed Montague）认为，如果猴脑使用的学习方法与机器运用的 TD 算法相同，那么多巴胺神经元的行为恰恰就是你所期望的。因此，多巴胺神经元的活动就是一种预测错误，一种使得猴子在没有老师的情况下学习的预测错误。预测式学习（learning by prediction）可以用来解释蜜蜂寻找最佳花源的行为和人赌钱的行为。[①] 在这两个案例中，预测式学习可建构一张可能的行动地图，标示出哪种行动最有可能通向奖赏。

脑中的世界地图

大脑通过联结学习建构的世界地图，其本质是一张价值地图。地图上标出了高价值物体所在的位置（在那里我可能获得奖赏）和低价值物体所在的位置（在那里我不太可能获得奖赏）。地图上也标出了可能获得成功的高价值行动和可能会失败的低价值行动。

站在大学自助餐厅的门口，我会本能地走向能找到最美味可口的食物和饮料的地方（如图 4.5 所示）。我会走向我的朋友们常坐的餐桌，而避开分子遗传学专家和英文教授经常

---

① 运用 TD 方法编制的电脑程序也能像最好的人类玩家一样下西洋双陆棋。

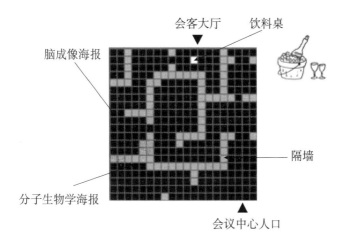

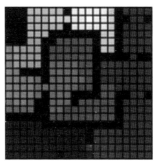

图 4.5　大脑将世界表征为一个奖赏空间

上图：一张会议中心图。

脑中的会议中心图就是一个奖赏空间。

下图：在没有图示的情况下，我来到一个陌生的会议中心。饮料桌被遮蔽在很多隔墙之后，我只能通过试误找到它。

在我找到饮料桌几次之后，我的大脑就创建了一张作为奖赏空间的会议中心图。明亮代表价值。只要朝着更亮的区域走去，我最终定能找到饮料桌。我并没有意识到这张地图，只是朝饮料桌走去。

资料来源：Bugmann, G. (1996, March 26–28). Value maps for planning and learning implemented in cellular automata. Proceedings of the 2nd International conference on adaptive computing in engineering design and control (ACEDC'96), Plymouth (pp. 307–309).

光顾的餐桌。我自动地推门而不是拉门，然后毫不犹豫地走向热食区的柜台。①餐厅管理者时常要重新摆放餐桌，重新安装门。有一段时间，我总是坚持推门而不是拉门；但是，我脑中的地图最终会自动做出调整。

吃完午餐，我多少有点惊奇地发现自己和英文教授坐在了一起。我试着让她相信，这些关于大脑如何认识世界的新观点是多么有趣和重要。我告诉她，对于我们的大脑来说，我们所见的周围世界不是嘈杂和混乱的，而是一幅关于未来可能性的标志图。通过这幅关于未来可能性的地图，我们的身体就与周围的世界紧密相连（如图 4.6 所示）。我只要看着那边的马克杯，如果我想拿到它，大脑就会通过收缩肌肉、弯曲手指来拿到它。

我向英文教授解释说，我们的心智就是这样融入物质世界的，大脑就是这样在没有老师的情况下认识世界的。我特别向她强调的一点是，这些观点不只是空洞的言语，而是有严格的数学运算作为支撑的。

她回答道："你是真的在说，在我脑中的某个地方存在一幅地图，一幅关于我到过的每一个地方以及如何拿到见过的每一样物品的地图？"

---

① 这个例子纯属虚构。在当今充满竞争的学术世界，我不是在午餐时间和同事们谈论令人兴奋的新观点，而是独自坐在办公室，一边喝一杯无热量的汤一边写另一份资助申请。

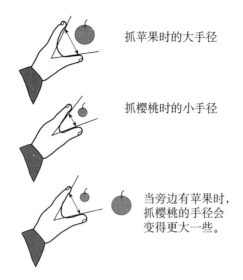

抓苹果时的大手径

抓樱桃时的小手径

当旁边有苹果时，
抓樱桃的手径会
变得更大一些。

图 4.6　大脑会自动为我们周围的物体准备行动程序

翁贝托·卡斯蒂耶洛（Umberto Castiello）和他的同事通过一系列的实验证实，在没有任何有意识行动意图的情况下，视觉场景中的不同物体怎样自动激发大脑做出伸手和抓取它们（行动程序）所需的反应。他们通过非常准确地测量人抓物体时的手部动作揭示了这一点。当我们抓住一个物体时，其他手指与拇指的距离（抓取手径）要预先调整好以和物体的大小相匹配。当我抓一个苹果时，手张开的幅度要比抓一个樱桃时张开的大一些。但是，如果我伸手抓一个樱桃而桌上正好也放着一个苹果，那么手张开的幅度要比平时抓一个樱桃时张开的大一些。也就是说，抓樱桃所需的动作受到了抓苹果的动作的干扰。这种由视觉世界中其他物体引起的注意力分散表明，大脑已向所有这些物体平行地执行了行动程序。

资料来源：Castiello, U. (2005). The neuroscience of grasping. *Nature Reviews Neuroscience, 6*(9), 726–736.

我解释说，这可能就是这些学习算法（learning algorithms）最聪明的一面。它只是一张地图，而不是代表遥远过去的一系列地图。这张地图没有记忆，仿佛通过万花筒来看世界。

只要我们的预测是正确的，这个模式就不会改变，但会在一次预测错误之后被动摇，并将涌现一个新的模式取而代之。这样，我们的行为就可以适应这个瞬息万变的世界。

"你可能会被永无休止的当下困住。"她回应道，"我的体验大不相同。我的心智充满了对过去的遗憾和对未来的憧憬，而不是当前的感觉。"她补充道："另外，你的心智可能被嵌入物质世界，但我的心智则被嵌入由他者心智创建的文化世界。如果我能完全意识到这个物质世界就好了，确切地说是因为它不是我。这就是为什么我走在人行道上有时候会踢伤自己的脚趾头。"她还没等我回答就起身离开，去忙她最后一场关于"意识流"的讲座了。①

英文教授发出的感慨提醒我们，在我们大脑对世界的所知与我们对世界的有意识体验之间，存在一个非常大的矛盾。联结学习能解释我们的大脑怎样获得关于世界的知识，但我们却几乎意识不到这些知识及其获得。那么，我们大脑创建的对这个世界的体验到底是什么呢？

---

① 她的报告从威廉·詹姆斯试图描绘小孩那精力旺盛、嘈杂以及混乱的内在生活开始。然后报告引向威廉的弟弟亨利·詹姆斯，他试图通过描绘人物的想法和感受进行角色创作。最后报告以弗吉尼亚·伍尔夫的小说《海浪》结束，在该小说中，现实是个体心智对世界的感知。这就产生了矛盾。在这一小说中，人物角色是主观的、孤独的、相互分离的，但是，读者变得对他们所有人都非常熟悉。

大脑怎样既将我们嵌入世界又随之向我们隐瞒？

　　但我意识到她是对的。无论我的大脑在做什么，我都和她一样，并没有体验到自己被嵌入物质世界。我确实体验到自己**在**物质世界**中**，但与它是分开的。大脑已将我巧妙地嵌入物质世界，但我并没有意识到这种嵌入。

　　对狗、猫和鸽子的研究存在的问题是，我们仅仅了解它们的**行为**，而无法知道它们的内心体验。人类的联结学习还没有得到广泛的研究，但是我们知道发生在其他动物身上的这种学习是一样的。那么，这种学习的体验是什么呢？上面提到的那位做报告的心理学家认识到，移向报告厅左边，这样学生就将听他的报告——他似乎是在没有意识到发生了什么的情况下同时学会移向左边。也有些严格的实验表明了同样的结果。

　　在第二章，我说明了我们的大脑有时候是多么神秘。我描述了保罗·惠伦及其同事所做的实验。在该实验中，我们的大脑在恐惧面孔一映入眼帘时（甚至在我们还没有有意识地看到这张面孔时）就做出了反应。约翰·莫里斯及其同事做了第二个实验，他们把面孔当作巴甫洛夫实验中的条件刺激。他们展示了两张生气的面孔：一张在呈现之后总是随之出现一声巨响，另一张则没有。志愿者很快就对巨响前的面孔形成条件反射。志愿者的大脑此刻对生气面孔做出的反应，似乎是对巨响做出的反应。但是，志愿者自己却没有意识到已经看到这张生气的面孔，因为它被另一张面孔遮蔽住了。志愿者正在习得一种条件反应，即使他没有有意识地看见引起这种条件反应的刺激。①

联结学习对于我们的生存至关重要。它将我们嵌入物质世界，并能使我们快速有效地对这个世界做出反应。我们通过联结学习获得关于物质世界的重要知识，但又几乎意识不到这种知识。我们的心智是更高级的东西，并且它们通常是我们私密的个人想法与愿望。

自我与世界

那么，我在这个世界中怎样体验自我呢？以一个非常简单的行为为例，在绞尽脑汁思考下一句话的时候，我会在房间里来回踱步。这里有一个我，以及我踱步其中的世界——它不是我。两者最大的不同在于：我在动，而世界却保持原样。这非常奇特，因为每次走动，这个动作都会让我的大脑对世界的感知产生巨大变化，即使我只转一下眼睛也会产生一个显著影响。首先，关于世界的图景投射到我的视网膜，

① 在条件作用之后，预示巨响的"未被看见"的面孔引起了杏仁核活动的增强和汗液分泌的增多——两者都是恐惧的信号。

然后投射到脑后部的视觉皮层。如果我转一下眼睛，这种投射将会完全改变。当我的视线从花园中冷杉树的左边移向右边时，视网膜中的投影就从右边移向左边。这是感觉的一个显著改变，同时给我的大脑提出了一个难题——感觉的改变是因为眼睛在转动还是冷杉树在移动呢？

乘坐火车旅行时，我们都体验过这种运动会有多模糊。在我认为是自己坐的火车再次出发时，我却发现是相邻站台的火车往反方向开动。但是，我们几乎没有"树是从眼中移动还是眼从树上掠过"这种模糊体验。早在100多年前，赫尔姆霍茨就为这个问题所困惑。他指出，我们有时甚至对自己眼睛的运动都不能确定。如果用手指拨弄眼睛引起眼睛的运动，那么外部世界看起来就好像从一边跳跃到另一边。[1]而为什么当我们以正常的方式转动眼睛看外部世界时没有这种变化呢？

赫尔姆霍茨认识到，我们的大脑在眼睛移动之前就已经有了有关眼睛移动的详细信息。这是因为，正是我们的大脑将信号发送至引起眼睛移动的眼部肌肉。这些信号能用来准确预测一个眼部动作发生时我们的视觉将怎样变化。[2]在此，

---

[1] 只要不过于用力拨弄眼睛，可在家里做这一实验。结果确实如此。

[2] 那么，为什么大脑不能准确预测我们用手指拨弄眼睛时将发生的事情呢？首先，我们的大脑几乎没有过这一动作的体验，也没有机会学习如何预测。其次，每次我们用手拨弄眼睛的时候手指所放的位置都略有不同，因此，预测也永远不可能是完全相同的。

大脑又一次通过预测学习关于世界的重要事情。

在眼睛运动时，即使关于世界的图景在视网膜上跳动，我们的大脑也能利用预测使我们对这个世界的感知保持不变。稳定的错觉对于我们的生存至关重要。所有动物都对视觉的突然变化非常敏感。感觉的突然改变可能是由我们想要抓住的小动物或是我们想要躲避的大型动物引起的。但是，由我们自己的运动引起的视觉改变一点都没有关系。通过预测这些无关紧要的感觉变化，大脑能够抑制我们对它们做出反应。这样，我们就能集中所有注意力关注外部世界正在发生的事情。

为什么我们不能挠自己的痒痒

有一段时间，人们眼中的科学家是非常严肃的人，他们掌握着普通人不想去了解的特殊知识。今天的科学家已不是那样了。我们必须有公众责任感，所做的研究必须与当前公众关心的问题密切相关、通俗易懂，并且最好还是有趣的。[①] 因此，如果有许多不同的方式可以用来研究这些有趣的问题，那为何不选择一种最有趣的方式呢？就是抱

---

① 换句话说，就是要有可能出现在通俗出版物上。但是要注意，过于搞笑的话，你可能会获另类诺贝尔奖。这些奖项一般授予：（a）让你笑然后引发你思考的研究；（b）不能也不应该被重复的研究。

着这一想法，我和萨拉-杰恩·布莱克莫尔（Sarah-Jayne Blakemore）、丹尼尔·沃尔珀特（Daniel Wolpert）决定研究挠痒痒（如图 4.7 所示）。一般的体验和科学都很好地证明了我们不能挠自己的痒痒，其原因就在于预测。我们的大脑因为正在向手指发送引起痒感的指令，所以能预测我们将会产生什么样的感觉。

我们皮肤上有多种感受器，能感知我们的身体什么时候被触摸。这些感受器把信号发送到代表触觉的大脑皮层区域（图 3.7 展示了初级躯体感觉区）。如果在你的大脑接受扫描的时候，我开始抚摸你的手掌，我就能观察到，这些脑区对抚摸做出反应时其神经活动显著增强。但是，如果你以完全相同的方式抚摸自己的手掌[①]，我将观察到，这些脑区的神经活动几乎不增强。当你抚摸你自己的时候，你的大脑会抑制你的反应。

正当我试着挠英文教授的手时，她把手移开了。"这一点都不奇怪，"她说，"我挠自己的手时感觉没那么强烈，显然，我的脑活动与我的主观体验相一致。你不是一直告诉我，我的体验取决于我的大脑吗？"

---

① 你一定会问：我怎样才能确定，你抚摸自己手掌的方式恰恰和我抚摸你的手掌的方式是一样的？我们使用由灵敏的运动探测仪和机器人手臂组合成的装置。电脑先记录下你做的动作，然后通过控制一只挠你的机器人手臂完全模仿你的动作。

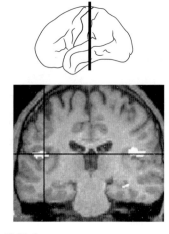

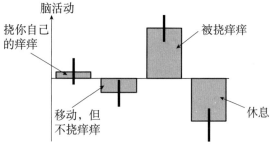

图 4.7　大脑对挠痒痒的反应

大脑的正中切片图表明，有一个对触觉做出反应的区域：第二躯体感觉区。该区域的活动在别人挠你时要强于自己挠自己，即使两种触摸方式是一样的。黑色的竖线是**误差线**（error bars），指出了结果的多样性。没有误差线的图是要怀疑的。

资料来源：Blakemore, S. J., Wolpert, D. M., & Frith, C. D. (1990). Central cancellation of self-produced tickle sensation. *Nature Neuroscience, 1*(7), 635–640.

脑成像研究显示了抑制在我们脑中发生的位置——它就发生在触觉首先传至的大脑皮层区域。为了抑制的发生，我们的大脑必须预测活动，这样才能在信号一到达时就对它做出抵消的准备。

挠痒痒并没有什么特别之处。不管我们什么时候移动，即使在没有触摸自己或其他任何东西的情况下，我们也都能产生感觉。肌肉和关节上的感受器能感知我们肌肉的紧绷程度，也能测量关节间的角度。一旦我们移动四肢，这些感受器就会受到刺激；但因为是我们自己的四肢，大脑对这个刺激的反应就会被抑制。如果别人移动我们的四肢（被动的四肢运动），大脑皮层的反应就会变得强烈。当别人移动我们的四肢时，大脑就无法预测将会发生什么；这样，我们的运动感觉就不会被抑制。

控制的感觉

有很多理由能说明预测是个好东西。如果知道未来将会发生什么，我们就可以悠然自得。我们不必为做什么而一直忙着制订新计划，只需要在意料之外的事情发生时改变计划。当然，我们如果能知道将会发生什么，则会觉得一切都在我们的掌控之中。

我们都喜欢这种控制的感觉，而我们控制最好的就是自己的身体。然而，矛盾的是，由于大脑抑制了它能预测的身体感觉，当我们感觉不到任何东西的时候，感觉控制得最好。我拿过酒杯，喝上一口，此时所有的体验就是边看边品尝。我没有体验到大脑引导手臂绕过桌上的障碍物拿到酒杯时所做的一系列动作修正。当手指根据杯脚的形状做出完美的动作调整时，我没有体验到肘部角度的变化和玻璃杯在指尖的感觉。我感觉处于自己的掌控之中，因为我知道我想要做什么（喝上一杯），并且不需要明显努力就能达到这一目标。只要保持处于控制状态，我就不必为物质世界中的行动与感觉费心，也能处在充满美好愿望和快乐的主观世界中。

想象的世界

英文教授认为我在胡说八道。"你可能像僵尸一样穿行于这个世界，"她说，"但是，我当然能意识到我正在做的事情。""不，"我回答道，"大部分时间你意识不到你正在做的，你意识到的是你**打算**要做的。一旦你实现了你的意图，你就意识不到你实际在做的动作。"还记得第三章提到的皮埃尔·富尔纳雷的实验吧（图3.3）？实验中的参与者认为，他们的手正沿着直线移动，而事实上，他们的手正偏向一边。他们打算笔直地移动手以触到目标物，最后，他们触到目标了。他们没有意识到为了触及目标手必须做的偏离动作。他们意识到的只是意图中的动作。

因为我们的大脑能预测我们动作的结果，所以我们能生活在这个充满意图的、想象的世界。我们的大脑能预先知道一个动作要花多长时间，最后我们的手会是什么样的，以及动作将会怎样。即使根本没有移动，我们也能想象做动作。

由于行为主义的出现，心理学家们一直对想象抱着怀疑的态度。我们不怎么相信主观的报告，想要的是一些客观测量数据来做支撑。我们心感愉悦，因为我们能够证明，某人想象做一个动作所花时间与他真正做这个动作所花时间是一样的。更值得高兴的是，我们能够证明，当某人在想象着做动作时，我们能观察到他脑中相关运动区域的活动。另外，让我们真正兴奋的是，我们能够证明，在想象中做动作实际上能够提升我们执行真实客观动作所需的技能。

岳（Guang Yue）和科尔（Kelly J. Cole）要求一组志愿者训练可以控制小指的肌肉（小指外转筋），为期四周，每周训练五次。另一组只在脑中想象收缩肌肉，也是每周训练五次。第三组是控制组，不做任何训练。五周之后，经过真正训练的一组，其成员小指能释放的平均力度提高了30%，在想象中训练的成员平均提高了22%，而控制组只有2.3%的小幅度提高。在想象中做动作训练也能像真正训练那样增强力量，这是怎么成为可能的呢？

我们通过预测来学习。我的大脑能预测我运动时将会发生什么，并根据预测中的错误使下次做得更好。[①] 但是，如果我们静止不动，就没有最后的结果与预测进行对比，也就不会有错误。那么，我是怎样仅靠想象做动作来学习的呢？由于我的大脑对我的动作做了两种不同的预测，在想象中学习就成了可能。首先，大脑会预测，发送哪些特殊的指令至肌肉就能产生我想要的动作。这种预测叫作**反演模型**（inverse model），因为我的大脑必须从我的动力系统输出（我移动手指）向它的输入（发送到我的手指肌肉的指令）进行逆向推理。其次，如果我的大脑在向肌肉发送一系列特定指令，它就能预测哪些准确的动作将会发生。这种预测叫作**正演模型**（forward model），因为我的大脑必须从输入（发送至肌肉的指令）向输出（手指动作）进行正向推理。在没有执行动作的情况下，我的大脑无法检测这两种预测中任何一种的好坏程度。但我们也无须执行一些动作来检测这两种预测是否彼此一致。正演模型的预测（哪个手指的动作将要发生）应与反演模型的起点（我想要动哪个手指）相匹配。在没有做任何实际手指动作的情况下，我的大脑能进行这两种预测，并会一直对它们进行协调，直到两者互相

---

① 我继续习惯用"我的大脑……"来说明我没有意识到我的大脑在做什么的那些情形。相反，我用"我……"来说明我意识到我的大脑在做什么的那些情形。但是，"我"在这种情况下仍指我的大脑（另见本书尾声部分）。

匹配。因此，这种纯心理层面的实践能提升我执行真正动作的能力。①

当系统出故障时

行走于这个世界并拿到我们想要的东西似乎非常简单。我们想当然地这样认为。在常规状态下，由于无法意识到我们正在执行的行动的细节，我们对自己行动的控制感常常被遮蔽。我们在移动时几乎意识不到我们的感觉，也几乎意识不到必须对我们执行的动作进行调整，即使我们一直在调整。但在背地里，我们的大脑为获得这种轻松的感觉一直在默默努力着。

每一天都是马拉松

由于病毒感染，IW 的四肢除了能感觉到温度和疲倦，已经丧失其他所有感觉。他只能通过眼睛了解四肢的位置。

---

①　机器也能学会以这种方式识别物体（见第五章）。这些机器有时也被称作赫尔姆霍茨机器，因为它们都使用由赫尔姆霍茨提出的"无意识推断"。这些机器使用一种叫作醒 - 睡算法（wake-sleep algorithm）的技术，也能做两种预测：一种是**识别**（recognition），即预测什么物体会引起这些感觉（反演模型）；一种是**生成**（generation），即预测这种物体会产生什么感觉（正演模型）。这存在一种推测：梦发生在脑内两种预测相互协调的过程中。这是在没有感觉输入的睡眠状态下发生的。

患有这种病的人，即使仍能控制自己的肌肉，通常情况下也无法移动。这是因为我们的大脑依赖身体的感觉来控制我们的运动。为了能向肌肉发送正确的指令，我们的大脑需要知道动作开始之前手的位置和动作结束之后手是否达到正确的位置。而类似 IW 这样的人只有通过视觉才有可能获得这些信息。

IW 的情况非常特别。历经数年的艰辛和努力，他再次学会了走路，但灯一熄灭他就会摔倒。他已经学会只要能同时看见手和物体就能拿到这些物体。在一个动作开始之前，他靠视觉知道手的位置；当这个动作完成后，他必须靠眼睛检查手是否放在了正确的位置上。这不是大脑控制运动的正常方式。

IW 获得的这种控制不是自动发生的，他必须时刻仔细地思考他的动作。由于没有自动的修正发生，在一次行动的整个过程中，他必须不停地对动作的控制进行思考。

这与我们通常的控制感大不相同。或许，我们在身体极度疲惫却还要强迫自己继续走的情况下，最能体会到 IW 的那种感受。每移动一步都非常吃力，生活每天都像是一场马拉松，这就是 IW 自己所描述的体验。

外在的力量

PH 患有精神分裂症，她最痛苦的症状之一是，她感觉无法控制自己的行动。"我的手拿起了笔，但我不能控制它，手做的事与我无关。"精神病学家把这称作"受控妄想"（delusion of control），因为病人认为他们的行动受外在力量的控制。或许很多人会说，我们的行动当然不受我们的控制。我们或许觉得是在受政府或上司的差使。有时候，我真的感觉自己的很多行动受惠康基金会的控制。[①] PH 的受控感比这要直接得多。当她移动手臂时，这种感觉对于她来说就好像自己并没有在控制这一动作。

PH 的体验与 IW 的体验大相径庭。她不需要太多思考就能控制自己的动作，而且她的大脑能自动调适她伸手拿东西所需的所有动作。那她为什么又说她的动作受外力控制呢？

早在 20 世纪初，卡尔·雅斯贝尔斯就指出，精神病患者描述的许多体验简直让人无法理解。我们都体验过焦虑和沮丧这两种比较极端的心情，但大多数人没有体验过自己的行动和思想被别人直接控制的感觉。雅斯贝尔斯对将脑功能与心理过程相联系的观点进行了批判。他认为这些观点声称的是"大脑的神话"，对于我们理解精神病患者的体验没有帮助。

"他是对的，"英文教授插了一句，"你要用心理学理论

---

① 这个很棒的医疗慈善机构过去十年一直资助我的研究。

来解释心理体验。"我则欣喜地提醒她，雅斯贝尔斯也批判"精神分析的神话"。

由于脑科学研究的发现，我相信现在我们对 PH 的体验有了些了解。常态下，不管什么时候我们移动，我们几乎都意识不到所发生的感觉。这是因为大脑能预测这些感觉，并且抑制了我们对它们的意识。那么，如果预测出了毛病而我们又能意识到这些感觉，这将会出现什么情况呢？正常情况下，只有当有人移动我的手时，我才能意识到这些感觉。在此，可以用脑异常来解释 PH 为什么觉得有人在移动她的手。当她移动手时，她能异常地意识到身体的感觉。对于她而言，似乎是真的有人在移动她的手。

英文教授一脸狐疑："你是不是还要告诉我，PH 能挠自己的痒痒？"

"就是这样。"我很高兴她碰巧说到这个关键的实验。在实验室，我们发现，PH 以及像她这样的人能挠自己的痒痒。对于他们来说，自己挠自己的手掌和实验者挠他们的手掌没有什么区别。他们报告说痒的感觉是一样的。虽然我们还无法完全解释脑异常的根源，但我们正开始理解对于他们这类人来说的动作体验。他们的大脑不再抑制对这些和运动相伴相随的感觉的意识。对于他们来说，他们真正感到似乎有人在移动他们的四肢。

位于世界中心的隐形行动者

　　大脑凭借它的学习和预测能力，并通过许多强有力的连线（thread）把我和世界联系在一起。因为这些连线，世界不再是嘈杂混乱的；相反，我周围的任何事物都表现出一种推或拉的作用，因为大脑已学会对它们进行赋值。而且我的大脑产生的不只是推和拉，它甚至能将我伸手拿和避开某些东西所需要执行的所有动作进行细化。但我却没有意识到这些强有力的连接——我的大脑产生了错觉：我是一个与这个物质世界完全分离的独立体。

　　一旦我行走于这个世界——比如移动四肢或从一个地方走到另外一个地方——感觉信号就会产生巨大的变化。在眼球后部的视网膜上，感觉模式每几秒钟就会完全发生改变，而外部世界实际上没有变化。我的大脑设法让我所行走的这个世界产生一种永恒的、不变的体验。我可以选择性地支配身体的各部分，然后它们也成为这个外部世界的一部分。但多数时间，我是作为行动者无形地穿行于这个世界，就像一个在移动之前有时被人从眼角瞥见的影子（如图 4.8 所示）。

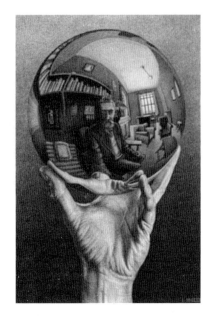

图 4.8　我们有时能瞥见自己穿行于这个世界

资料来源：M. C. Escher, *Hand with Reflecting Sphere*, 1935, lithograph.

通过联结学习，我们的大脑发现了世界上有价值的东西以及获得它们我们需要采取的行动。

第五章

我们对世界的感知是一种与现实相符的幻象

虽然巴甫洛夫和桑代克所发现的这种学习或许对于我们有较大的帮助，但是它还是非常粗糙的。世上任何事物都可以分为两类：美好的或者糟糕的。然而，我们不仅仅按照这种粗略分类来体验物质世界。当我透过窗台朝下望去时，我立马就能感受到花园里色彩斑斓、形态万千的景色。景致如此丰富，以至于我难以把全部的美好体验都传递给别人。但是，在我体验这番多姿多彩的颜色和形状的同时，我同样可以把它们看作我能识别的和命名的物体——新割的青草、报春花、旧砖墙，以及此时此刻跃入眼帘的一只有鲜红花冠的高贵绿啄木鸟。这些体验与识别远远超出了美好与糟糕的简单分类。那么，我们的大脑如何发现外部世界的那些东西？我们的大脑又如何发现是什么引发了我们的感觉？

我们的大脑能轻而易举地感知物质世界

显而易见，我们能感知物质世界所有的美与细节，而且这看起来非常容易。在我们的体验中，感知不是一个问题。我们对物质世界的感知是简单直接的，但这种体验恰恰是我们的大脑产生的错觉。我们只有等到设法制造出能够"进行"感知的机器，才能了解这种错觉。

要想知道感知是简单还是复杂，唯一的办法就是尝试制造一个能感知事物的仿真脑。为了制造这样的仿真脑，我们要从它的构造中确定所需元件，还要了解各个元件的功能。

信息革命

在 19 世纪末，神经生理学家发现了大脑的构成。通过显微镜观看脑组织切片，可以清晰地显示大脑的微细结构。用不同的方式对这些切片着色，脑结构的不同层面就可以被标示出来（见本书序曲中的图 0.4）。众多研究表明，脑中有大量的神经元[①]和错综复杂、相互连接的纤维网（如图5.1所示）。但大脑基本结构的核心观点是由神经解剖学家圣地亚哥·拉蒙－卡哈尔提出的。他通过仔细观察发现，神经纤维网会生长出新的神经元；最重要的是，纤维网之间有间隙。从神经元里新长的一个纤维与相邻神经元的纤维十分接近，但是它们没有连接在一起。如前所述，两个神经元的间隙叫突触（见图4.3）。经过研究，拉蒙－卡哈尔总结出大脑的基本组成单位就是神经元：这些神经元有着自己的纤维和延伸物。这种观点广为接受，并且成为众所周知的"神经元学说"。[②]

　　但是，作为大脑基本组成单位的神经元实际起什么作用呢？19世纪中叶，杜布瓦雷蒙（Emil du Bois-Reymond）证明了神经冲动的电基础。到了20世纪末，戴维·费里尔（David Ferrier）及其他人发现，对大脑特定区域进行电刺激会引发某些特定的动作和感觉。神经中的电脉冲把能量从一个脑区输送到另一个脑区，从而增强或抑制其他神经元的活动。但是，

---

　　① 据估计，人类的大脑皮层有120亿~150亿个神经元，小脑有700亿个神经元，总数将近1 000亿（10^{11}）个神经元。

　　② 随着电子显微镜的问世，直到1954年，这些间隙的存在才得到确切证实。卡米洛·高尔基发明了对脑组织进行染色的方法，进而标示出大脑的微细结构。1906年，拉蒙－卡哈尔与高尔基共获诺贝尔奖。在高尔基的获奖感言中，他拒绝神经元学说，坚持认为大脑由相互连接、无缝隙的神经纤维网组成。拉蒙－卡哈尔对高尔基"表现出的自满炫耀和自我崇拜"，以及那种"封闭对待学术界不断发生的种种变化"的自负感到愤慨。

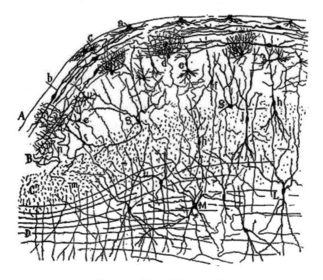

图 5.1 巨大的解开之结

神经元是大脑的基本构件。本图出自拉蒙－卡哈尔，显示的是由高尔基发明的染色法所标示的大脑皮层中的神经元。各种各样的神经元以及与其相连的纤维都可以观察到。

资料来源：Figure 117, Coupe tranversale du tubercule quadrijumeau antérieur; lapin âgé de 8 jours, Méthode de Golgi. In Cajal, S. R. y. (1901). *The great unraveled knot.* (From William C. Hall, (Image 2) Department of Neurobiology, Duke University Medical Center).

这样的活动如何作为可以感知物体的机器的基础呢？

　　研究的主要进展不是来自脑生理学领域的学者，而是来自电话工程师。电话线与人脑的神经元十分相似：电脉冲都要经过它们两者。电话线的电脉冲激活另一端的扬声器，就像运动神经元的电脉冲激活它们附属的肌肉。但我们知道，电话线传输的不是能量，而是讯息（messages），这种讯息可能是言语的形式或者是组成莫尔斯电码的莫尔斯信号。

贝尔电话实验室里的工程师想探索出传输电话讯息最有效的方法。这些研究引发了这样的想法，即被传输的是**信息**（information）。①一条讯息的全部目的在于，当我们接收到它时，我们应该比之前知道得更多。**信息论**（information theory）②为我们提供了一种方法，用于测量我们在获取讯息后又多知道了多少。

在板球比赛开始之前，要等到裁判员抛出硬币，我们才知道谁先击球。在抛硬币前，有两种**可能**：要么英格兰队先击球，要么澳大利亚队先击球。硬币抛出后，两种可能变成**一种确定结果**：我们知道英格兰队先击球。当两种可能降至一种时，此时知识的增加量就叫作 1 比特信息量。如果我们抛的不是硬币，而是有六种可能的骰子，那么我们将获得更多信息，因为六种可能的讯息变成了一种。在这种情况下，我们得到的信息量是 2.58 比特。③根据这个定义，我们可以计算出电话线传输了多少信息以及它的传输率（用"比特 /

---

① 由哈特利（Ralph V. L. Hartley）在 1928 年提出。
② 由香农在 1948 年创立。
③ 比特代表二进制位。2.58 即 $\log_2 6$，是我们要通过是 / 否的问题推断骰子抛到哪个数字的平均值。我先问："它比 3 大吗？"如果回答"是"，那么它有可能是 4、5 或 6。我再问："比 4 大吗？"如果得到的回答是"不"的话，这个数字就是 4。这样，我用两个问题就得到了答案。如果回答"是"，这个数字就是 5 或 6，不过我得再问一个问题。当有 6 个选项时，我通常就要问 2~3 个这样的问题。

秒"或"波特"来描述）。300 波特的电话线每秒将传输大约 60 个字符，因为平均每个字符携带 5 比特信息。

当然，有些字符携带的信息比其他字符少一些。在书面英语中，像 E 这样的常见字母比像 Z 这样的不常见字母传递的信息量要少。传递信息量最少的情况是跟随在 Q 后面的 U。字母 U 在这个位置几乎没有传递什么信息。也可以说，字母 U 是冗余的。如果把冗余的字母删除或者像 E 这样的字母使用得更少一些的话，传播难道不会变得更高效吗？

事实上，这种效率从来没有什么益处，因为现实世界绝无完美：手写会有许多错误并且不清晰，打字机也会出错，使用电话线会有噪声。① 讯息到达电话线另一端时，会丢失一些成分并夹杂着一些不相关的声音。对于没有冗余字母的完美讯息来说，这种噪声是灾难性的。一种不同的讯息将会到达其电话线的另一端，而且没有办法知道错误已经发生。

但是，如果讯息中包含一些冗余信息，错误就能被发觉，原始讯息也就能被重新创建。比如，我们可以发送相同的讯息两次。第二条讯息完全是冗余的，但如果到达的两条讯息是不同的，我们就知道错误已经发生。当然，我们还是不知道哪条讯息是正确的。如果我们发送相同的讯息三次，

---

① 一条最基本的自然规律是，不管你尽多大努力尝试，总有一些努力会付之东流。灯泡散发的热量、轮轴的摩擦力、电话线的噪声，甚至一些人为的误差都是不可能消除的。

其中的两条是一致的，我们就可以将此作为一个规则来判断哪条讯息是正确的。

我还清楚地记得，在既没有计算机甚至也没有电子计算器的日子里，复杂的数学计算不得不由手工完成，错误几乎不可避免。为了确保不出错，标准的程序是重复计算三遍。如果两次得出相同的答案，这个答案就很有可能是正确的，因为在每次计算中不可能犯完全同样的错误。

我们的大脑恰恰是要处理相同的问题。通过我们的眼睛和耳朵获得的关于外部世界的讯息是嘈杂的，并充满错误；因此，我们的大脑也不能确定什么是"真实的"，什么是"错误的"。为了避免这样的情况发生，我们的大脑会充分利用冗余。当与某人面对面交谈时，我们不仅在听他说的内容，而且会仔细观察他的嘴唇动作。把这两种信息结合起来，我们的大脑就能对最初发送的讯息有更好的理解。我们经常意识不到以这种方式利用嘴唇动作，但是，当我们看译制为英语的外国电影（或一部音效编辑极差的英文电影）时，我们马上就会发现有些不对劲，因为嘴唇运动与声音不匹配。

通过使用信息论，电话线可以更高效地传递讯息。[1] 但

---

① 在利用冗余来克服电话线中噪声和错误问题的同时，由于需要传送更多的字符，这通常需要付出一些代价。但通过信息论，我们有可能找到以最小代价利用冗余的最佳方法。用于连接互联网的调制解调器的循环冗余检查就是这样一个例子。

是，信息论的影响力远远超出了带给通信公司的益处。依据简单的物理状态（比如电子开关的"开"或"关"状态）定义信息，意味着有可能把信息存储于物理设备——数字存储器。很长一段时间，信息都是通过书面字符存储到书本里的。但是，新的存储器由机器来读和写，可以不用理解字符的意思。当然，我们也能立刻更新这些新存储器中的内容。

早在 1943 年，麦卡洛克（Warren McCulloch）和皮茨（Walter Pitts）就提出了新的神经元学说。在该学说中，神经元被看作大脑的基本组成单位，它具有处理信息的功能。他们也认为，仿真脑可以由简单的电子"神经元"所组成的巨大网络来建造。这些人造神经网络可以存储和处理信息。虽然第一代计算机不是根据神经网络制造的，但是像人造神经网络一样，它们是一种能根据指定规则存储、传递和修改信息的设备。20 世纪 40 年代，当这些计算机首次问世时，它们立即就被称为电脑。这些机器将能做人脑能做的事情。

聪明的机器究竟能干什么？

1956 年，让机器来做聪明之事的科学被命名为"人工智能"（Artificial Intelligence）。这项研究与其他任何一项研究一样，都得先解决简单的问题。感知似乎很简单。因为几乎每个人都能识字、识别面孔，所以制造出一个能识字、识别面孔的机器应该也不难。与此同时，下国际象棋非常难，极少数的人可以达到象棋大师的水平。制造出能下国际象棋的机器，只有留待将来。

50 年过去了，能下国际象棋的电脑打败了世界冠军。[①]原来感知是个艰难的问题。人类在识别面孔和识字方面的能力一直要比机器强。为什么感知会如此之难呢？

即使是我透过窗台去看花园里各种物体这种简单的操作，对于机器来说也是非常困难的。有很多原因可以解释为什么这种操作会如此困难。例如，物体相互重叠，并且有些物体会不停地移动。我如何知道这一簇棕色是篱笆、树还是鸟呢？我的大脑可以解决所有这些让人感到吃惊的难题，并且使我相信自己能够毫不费劲地感知世界。我的大脑是如何做到这一点的呢？

信息论和数字计算机的发展表明，感知其实是一个很难解决的问题。但是，我们的大脑却能够解决这个难题。这是否意味着，数字计算机不是人脑的一个好隐喻，或者，我们需要为计算机的运行找到新的运算方式？

---

① 1977 年，IBM 的超级电脑"深蓝"（Deep Blue）打败了号称世界顶级棋手的加里·卡斯帕罗夫。计算机的胜利主要归功于它的数字运算，它每秒能计算 200 000 000 步。这不是人类下棋的方式。

信息论的问题

信息论的发展十分重要。它使得我们可以看到物理事件和电脉冲是如何转换为心理事件这种讯息的。但是，在最初的表述中存在一个根本问题。一条讯息中的信息量，或者更通俗地说，任何刺激中的信息量都完全由那个刺激物决定。这种界定信息的方式看上去很完美，但是它会产生自相矛盾的结果。

请记住，一条讯息中的字母在更出人意料的情况下会携带更多的信息。因此，字母 Q 通常携带许多信息，尾随其后的字母 U 则几乎不携带信息。我们可以把同样的观点运用于图片。图片不是由字母组成的，而是由它的要素（或者像素）组成的，以此形成不同的颜色。让我们来看看一张简单的以白色为背景的黑色正方形图片。这张图片中的哪些要素含有最多的信息？当我们的眼睛扫过某一颜色不变的区域时，我们不会产生什么惊奇感，因为没有任何改变。而当我们眼睛看到边缘时，颜色突然发生变化，我们就会感到"惊奇"。因此，根据信息论，图片的边缘所含的信息量最大。这和我们的直觉相符。假如我们用轮廓来代替这个物体，换句话说，只留下含有信息的边缘，我们仍可以认出这个物体

（如图 5.2 所示）。

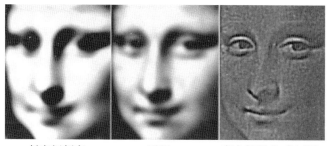

低空间频率 　　　　原图 　　　高空间频率（边缘）

图 5.2 识别物体最好从它的边缘入手

仅从边缘（右图）就可以容易地识别面孔，然而从模糊的图片（左图）可以更容易地识别微笑。

资料来源：Livingstone, M. S. (2000). Is it warm? Is it real? Or just low spatial frequency? *Science, 290*(5495), 1299.

　　但是，这种表述会引发一个悖论。按照这种界定，这样的图片所含信息量最大：当我们用眼睛横扫该图片时，我们预测不到接下来会发生什么。这种图片完全由随机的点构成（如图 5.3 所示）。当电视机出故障时，我们看到的就是这样的图像——电视画面上只有"雪花点"。当我把用电脑制作的图例给英文教授看时，她说这是她看过的最糟糕的图片。

　　基于信息论设计的这个图形实验产生的问题是没有考虑到观看者。[①] 在这个图形实验中，所有的观看者都是一样的，

————————————

　　① 我夸大了信息论的缺陷。理想的贝叶斯观察者（我们很快就会接触到）也能根据信息论来描述：他能最大限度地利用世界与自身之间的交互信息。

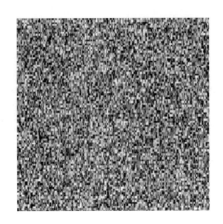

图 5.3　一幅由随机点组成的富含信息的显示图

因为你不能预测每个点将会变成什么颜色，所以这幅图片携带最大的信息量。

他们对刺激的体验也将是一样的。但是我知道，所有观看者是不同的。他们有着不同的经历和期望。这些不同会影响我们对事物的感知。

我们来看看图 5.4 中的黑色正方形。对于一些观看者来说，这不仅仅是一个黑色正方形。这是卡西米尔·马列维奇最早于 1915 年展示的《黑色广场》（*Black Square*），它是俄国至上主义非具象艺术的第一个范例。在这个例子中，知道这是件很重要的艺术品的知识，可以改变你对这个物体的感知[①]，虽然它的信息量没有改变。这个极端的例子可以解释我们的先验知识是如何影响感知的。

---

① 或者也许无法改变。

图 5.4　马列维奇创作的《黑色广场》

资料来源：St Petersburg, State Russian Museum/photo akg-images.

托马斯·贝叶斯

那么，我们如何修正信息论使它能考虑到观察者的不同经历和期望呢？我们需要保持这种见解：假如一条讯息（或一张图片）是出乎意料和令人惊奇的，它就是富含信息的。但是，现在我们还必须增加新的见解：该讯息可能对于一个人比对于另外一个人来说更令人惊奇。一条客观上令人意外和出乎意料的讯息或许可以界定为这样一种讯息：它可以改变我们对世界的看法，进而改变我们的行为。

今天晚上，我一直期待着去参加有关神经美学的研讨会，但是这个会议取消了。因此，我只好出去喝一杯。在酒吧里，我遇到了英文教授。她没有受到这个消息的影响。她从来不参加神经科学的研讨会。

我们也可以说一条讯息所含的信息量可以达到改变接收者对世界的信念的程度。[①]要知道讯息传载了多少信息量给接收者，我们就得在讯息到达之前了解接收者的信念，然后才能知道在收到讯息后接受者的信念改变了多少。但是，能否测出接收者先前信念和信念的变化呢？

恐怕本书提到过的科学家们都找不到解决这个问题的办法。托马斯·贝叶斯不是个墨守成规的人，一生（1702—1761）从来没有发表过一篇科学论文，然而他在1742年却成为英国皇家学会的会士。直到去世两年后，他的经典论文才最终发表于《皇家学会哲学汇刊》（*Philosophical Transactions of the Royal Society*）。100多年来，他的经典论文一直被遗忘而无人问津。直到20世纪20年代，他才声名鹊起。对于英国皇家学会主席罗纳德·费希尔来说，贝叶斯是个伟人（见图5.5）。经过多位统计学家的游说，贝叶斯最终被编入《英国人物传记辞典》（*Dictionary of National Biography*）。然而在统计学界之外，贝叶斯的名气还是很小。甚至那些了解贝叶斯统计的人，也常常认为它缺少适当的客观性。

---

① 这里用"信念"（belief）一词表示一种特殊感觉，即我对某些命题的相信程度，它反映了我认为这个命题为真的可能性。

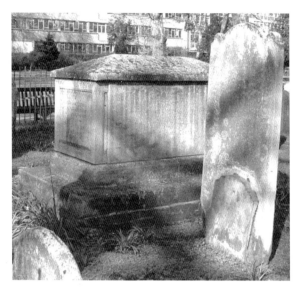

图 5.5　托马斯·贝叶斯之墓

托马斯·贝叶斯被安葬在邦希田园（Bunhill Fields）。该墓地是 18 世纪用来安葬英国非国教徒的，现在是一个公园。贝叶斯之墓于 1969 年得到了修复，修复资金来自"全世界统计学家"的捐赠。

近十年，贝叶斯成为一位超级巨星。多家网站相继解释贝叶斯定理，并且向我们宣传："重要的是贝叶斯很酷，如果不了解贝叶斯，你就不酷了。"如果你不相信互联网上的言论，那么 2004 年 1 月 20 日的《纽约时报》呢？《纽约时报》这样写道："'在学术界，贝叶斯革命快要成为大众观点，这在十年前是难以想象的。'明尼苏达大学公共健康教授布拉德利·卡林（Bradley P. Carlin）如是说。"

这有什么好大惊小怪的？

下面就是贝叶斯定理：

$$p(A|X) = \frac{p(X|A) \times p(A)}{p(X)}$$

假定现象（A）是我们要了解的，观察资料（X）是关于 A 的证据，贝叶斯定理告诉我们，鉴于**新证据** X，我们应该**更新**多少关于 A 的知识。我们不必担心这个等式的细节。重要的是，这个等式恰好是我们一直在寻找的关于信念的数学公式。在这里，表达信念的数学术语是概率。概率为我们提供了对某事的信任尺度。当我对某事（比如太阳每天早上都会升起）完全确定时，概率就是 1 [可用等式表达为：p(日出)=1]。如果我确信某事绝不会发生，概率就是 0 [p(弗里思会赢得欧洲歌唱大赛 =0)]。我的大部分信念不是很坚定，处于 0 和 1 之间 [p(我上班的列车会晚点)=0.5]。在我得到了新证据后，这些处于中间的信念会不断地改变。上班前，我会在网上查看伦敦地铁的情况，得到的新证据会改变我认为地铁可能会晚点的信念（但是改变不是很大……）。

贝叶斯定理可以精确地说明在已知新证据 X 的情况下，我应该改变多少关于 A 的信念。在这个等式中，p(A) 是新证据 X 出现之前我对 A 的先验信念。p(X|A) 是在 A 确定的前提下，将会得到证据 X 的可能性。p(A|X) 是在考虑新证据后我对 A 的后验信念。举一个具体的例子来说明，这一切就很清楚了。

你也许一直想知道，为什么明尼苏达大学公共健康教授布拉德利·卡林对贝叶斯定理如此推崇。那就是因为公共健康是需要运用到贝叶斯定理的众多领域之一。

以乳腺癌问题为例①，特别是考虑定期检测的重要性问题。我们知道（这是先验信念），到了 40 岁的妇女，其中有 1% 的人会患上乳腺癌 [$p(A)$]。对于乳腺癌是否存在，我们有一种很好的检测手段（这是新证据）——乳腺 X 射线摄影。80% 患乳腺癌的妇女会得到阳性乳腺 X 射线摄影检测结果 [$p(X|A)$，击中率]，而只有 9.6% 没有乳腺癌的妇女将会得到阳性乳腺 X 射线摄影检测结果 [$p(X|{\sim}A)$，误报率]。这是在我们的信念正确的前提下将会得到证据的可能性。从这些数据来看，很明显对乳腺癌进行定期检测应该是件好事。因此，如果所有妇女都做定期筛检，那么检测结果呈阳性而确实患有癌症的比例是多少？是不是可以用数学式表示为 $p(A|X)$？

假定定期检测是件好事情，你会怎么认为乳腺癌检测结果是阳性的妇女？大多数人认为她极有可能患有乳腺癌。对贝叶斯定理的应用表明，这种假设是错误的。如果忽略概率，我们就会很轻易地相信这个检测结果。相反，让我们来看看下面一组妇女（10 000 名）的例子。

---

① 这个例子来自 Eliezer Yudkowsky, "An Intuitive Explanation of Bayesian Reasoning," http://yudkowsky.net/bayes/bayes.html。

在检测前，先把这 10 000 名妇女分为两个小组：

组 1：100 名患有乳腺癌的妇女。

组 2：9 900 名未患乳腺癌的妇女。

组 1 的成员均患有乳腺癌，占总人数的比例为 $p(A)$=1%。

检测后，把这些妇女分成四组：

组 A：80 名患有乳腺癌的妇女，并且 X 射线摄影检测结果是阳性。

组 B：20 名患有乳腺癌的妇女，但是 X 射线摄影检测结果是阴性。

组 A 的击中率为 $p(X|A)$=80%。

组 C：950 名未患乳腺癌的妇女，但是 X 射线摄影检测结果是阳性。

组 D：8 950 名未患乳腺癌的妇女，X 射线摄影检测结果是阴性。

组 C 的误报率为 $p(X|{\sim}A)$=9.6%。

因此，筛检提供的结果是，950 名未患有癌症的妇女检测结果是阳性，而患有乳腺癌的妇女中只有 80 名显示为阳性。为了知道"检测结果是阳性的妇女患乳腺癌的比例是多少"，我们把组 A 除以组 A 和组 C 的总数（检测结果是阳性的妇女的总数），得出的结果是 7.8%。换句话说，在检测结果是阳性的妇女中，超过 90% 的人没有患上乳腺癌。虽然乳腺 X 射线摄影是一种很好的检测手段，但是贝叶斯定理告诉我们，这个新证据的作用不是很大。[①] 问题在于，乳腺 X 射线摄影被盲目地用于年龄超过 40 岁的所有妇女。对于这群人来说，患乳腺癌的可能性很低。贝叶斯定理表明，如果把这种筛检运用于"高风险"人群，比如有乳腺癌家族史的人群，作用就会更大一些。

至此你也许会感到，你已学到比你所需要的更多有关贝叶斯定理如何实际运作的知识。那么，贝叶斯定理与解决发现世界上有什么的问题有何关系呢？

理想的贝叶斯观察者

贝叶斯定理的重要性在于，它能精确地测出一条新证据将会使我们对我们关于世界的信念改变多少。贝叶斯定理为我们提供了一把标尺，帮助我们判断是否恰当使用了新

---

① 这就是为什么乍一看乳腺癌筛检好像是个好主意，但是从整个结果来看就变得很有争议了。

证据。由此就引出"理想的贝叶斯观察者"（ideal Bayesian observer）概念：一个总是以最可能的方式使用证据的神话人物。正如刚刚从乳腺癌的例子中看到的一样，当我们思考罕见事件和庞大数目时，我们是非常不善于利用证据的。心理学家得益于设计这样的问题并且乐此不疲，这些问题是学生们（甚至包括那些学统计和逻辑的学生）经常会无可奈何出错的问题。[①]虽然我们思考这些问题时，不是一个"理想的观察者"，但是现在有许多证据表明，我们的大脑不会为那些罕见事件和庞大数目所误导。当利用来自我们感官的证据时，我们的大脑**就是**一个理想的观察者。

闲谈托马斯·贝叶斯与国家安全：当理想的
观察者不理想的时候

只要我们不干预，我们的大脑就像一个理想的贝叶斯观察者一样工作。那么，当我们开始思考问题的时候，为什么这个理想的系统会失效呢？是不是因为有时存在"理想的观察者"实际上并不理想的情形？以杰里米·沃尔夫（Jeremy Wolfe）和他

---

① 斯图尔特·萨瑟兰（Stuart Sutherland）对这项工作进行了一番特别有趣的说明。

的同事在波士顿做的一项研究为例。他们设计了一项模拟安检人员在机场检查乘客行李时需要做的任务——在各种各样的物品当中检查是否有凶器和易燃易爆物品。如果在目标物常出现的情况下，只遗漏7%，那安检人员的工作干得相当出色。但是，如果在目标物很少的情况下，仍然遗漏7%，他就算不上一个合格的观察者了。在一个模拟实验中，目标物仅仅出现在1%的行李中，安检人员遗漏了50%以上。在这个实验中，他就像一个"理想的观察者"一样工作。如果目标物很少，理想的观察者在他确信这有目标物之前需要找到更多的证据。但是，当目标物是手提箱里的一颗炸弹时，这个理想的观察者就不再理想了。因为他遗漏这个目标物的后果实在太大了。

例如，我们的大脑必须解决的一个问题是，如何整合来自我们不同感官的证据。当我们听别人说话时，我们的大脑要整合来自眼睛的证据（看到他们嘴唇的运动）和来自耳朵的证据（听到他们发出的声音）。当我们捡东西时，我们的大脑要整合来自眼睛的证据（物体的外形怎样）和来自触觉的证据（物体的感觉怎样）。当整合这些证据时，我

们的大脑就像一个理想的贝叶斯观察者一样，忽视无关紧
要的证据，强调强健有力的证据。当我在喧闹的聚会上与
英文教授交谈时，我发现自己紧盯着她的嘴唇，因为在这
种情形下，通过眼睛得来的证据比通过耳朵得来的证据更
有效。

贝叶斯脑如何构造关于世界的模型

　　但是，贝叶斯定理还有一点对于我们理解大脑如何运
作甚至更为重要。它有两个关键构件：$p(A|X)$ 和 $p(X|A)$。
$p(A|X)$ 告诉我们，给定新证据（X），我们需要改变多少
我们关于这个世界的信念（A）。$p(X|A)$ 告诉我们，给定
我们关于这个世界的信念（A），我们期望得到什么样的证
据（X）。我们把这两个构件看作做出预测和察觉预测误差
的手段。现在，我的大脑可以根据它关于世界的信念来预
测活动的模式，这些活动模式是通过我的眼睛、耳朵和其
他感官来察觉的：$p(X|A)$。如果在预测时出现误差，会发
生什么呢？这些误差十分重要，因为我的大脑能利用它们
来更新关于世界的信念，并产生一个更好的信念：$p(A|X)$。
一旦这种更新发生，我的大脑就对世界产生了一个新的信
念，并对通过我的感官察觉的活动模式进行新的预测。我

的大脑会重复这个过程，每循环一次，预测误差就变小一点。当预测误差变得足够小时，我的大脑就可以"知道"外部世界那边的东西是何物了。这一切发生得如此之快，以至于我根本意识不到这个复杂过程。知晓外部世界那边的东西是何物对于我来说好像是件轻而易举的事情，但我的大脑会陷入这无止境的预测和更新的循环，一刻不得停歇。

房间里有犀牛吗？

有很多方式可以讨论我的大脑关于世界的信念。例如，我可以讨论原因。如果我相信房间里有一头犀牛，那么这头犀牛会传入我的眼睛和耳朵，进而引起我的感知。我的大脑找到了引起我的感知的原因，并且确定犀牛是最可能的原因。我也可以讨论模型。我的大脑能预测犀牛会引起什么样的感知，因为我的大脑对犀牛是什么样子有先验观点。这个先验知识在我的心智中已经创建了犀牛的模型。对于我来说，这是个非常有限的模型。它只表征了犀牛的体形、力量、独特的角，除此之外其他特征几乎没有涉及。我的知识有限并不是问题，因为模型并不是对事物所有事实的详尽反映。模型就像一张地图，是一种在缩小的量尺上对真实世界的表征。[①] 世界万象不能在地图上一一找到，但是距离和方向标注得非常精确。看地图时，我可以预测出 50 码内有左拐弯。如果是一张动物园的地图，它甚至能预测在这个动物园里我可能看到另一头犀牛（见图 5.6）。借助地图，我不必真正去做一次旅行就能预测出旅途会有多远。我可以用计步器沿着地图上的路线模拟真实的旅程，从中读出要走多少英里。我的脑中装有许多这样的地图和模型，借助它们可以进行预测和模拟行动。

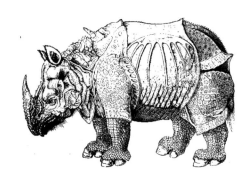

图 5.6　房间里有犀牛吗？

这幅犀牛图是 1551 年康拉德·格斯纳在丢勒作品的基础上创作的。丢勒本人从来没有见过这种动物，只是在看到一幅素描和一封信的描述后画了下来。

资料来源：Gesner, C. (1551). *Historia animalium libri I–IV. Cum iconibus. Lib. I. De quadrupedibus uiuiparis.* Zurich: C. Froschauer.

---

　　① 博尔赫斯构想了一个国家，那里的地理学家非常有影响，他们被授予一项研究基金，用来制作一幅地图。这幅地图的"尺寸与这个国家一样大，并且地图上每一点都与它相对应"。这幅地图是没有任何用处的。

英文教授显得有些困惑。"这屋子里没有犀牛啊！"她问。

"你难道看不见它吗？"我回答道，"你只不过没有足够强的先前信念。"

在我的脑中，感知取决于我的先验信念。它不像在照片或电视上产生图像一样呈线性过程。对于我的大脑来说，感知是一个循环的过程。在线性感知中，以光波或声波形式产生的能量冲击着感官，这些关于外部世界的线索被大脑以某种方式转换、分类为处于空间中某一位置的物体。正是这种方式使得感知对于第一代计算机来说显得非常困难。使用感知的大脑几乎以相反的方式运作。我们感知某物实际上是始于内心的先验信念——一种有关物体空间位置的世界模型。利用这个模型，我的大脑可以预测出我的眼睛和耳朵将接收到什么样的信号。当然，这种预测与实际信号相比会出现误差。我的大脑乐于接受这些误差，因为它们教我的大脑如何去感知。误差的存在可以提醒我的大脑，它构造的世界模型是不够完善的。误差的性质则可以告诉我的大脑，应该如何构造一个更好的世界模型。就这样，我们一次又一次地循环往复，直至把我们担心的误差降到最低。通常只需要几个循环就足够了，这可能只需花费大脑100毫秒的时间。

一个以这种方式建构外部世界模型的系统会利用它可以得到的任何信息，以此帮助它构造更好的模型。只要视觉、听觉、触觉得到的信息是有用的，就都可加以利用。当我对世界采取行动时，系统就会预测从所有感官得来的信号将如何发生变化。因此，当看到一杯葡萄酒时，我的大脑就在预测酒杯握在手里的感觉会是怎样的，以及酒的口味又会如何。如果没有这些预测和先前经验，可以想象，一个人战战兢兢端起一杯红酒却发现它冰爽甘甜时那种震惊的样子。

先验知识从何而来？

如果感知是起于内在先验知识的某种循环，那么先验知识又是从何而来的呢？这是一个先有鸡还是先有蛋的问题。只有对某物已有所了解，我们才能感知它；但是，没有对它的感知，我们对它又将一无所知。

我们的大脑是如何获得感知所需要的先验知识的呢？一些知识经过数百万年的进化而根植于人类的大脑。例如，某些猴类的眼部神经元对颜色非常敏感，因此十分有利于它们在自己的生活环境中找到水果。进化已经把关于成熟水果颜色的先验假设植入它们的大脑。由于我们的视觉体验，在生命的头几个月，我们脑中的知识是固有的。有些关于世界的确定事实几乎没有什么变化，因此它们成为强有力的先验假设。只有在光线照射在物体表面并且刺激我们的眼睛时，我们才能看到这个物体。这道光线同时也产生了影子，提供了关于物体形状的线索。千百万年来，世界只有一种主要光源——太阳。而且，太阳光总是从上往下照射的。这意味着，凸面物体上面是明亮的，下面是黑暗的；而凹面物体下面是明亮的，上面是黑暗的。我们的大脑已经将这个简单的规律植入它的系统。大脑按照这个规律来判断物体是凸面的还是凹面的。针对图5.7，你可以做个小测试。这些物体看起来很清楚：上面的多米诺骨牌有五个凸点和一个凹点，下面的多

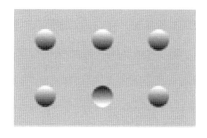

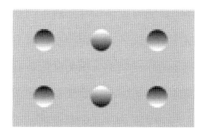

图 5.7 多米诺骨牌错觉

上面的多米诺骨牌中有五个凸点和一个凹点。下面的多米诺骨牌中有两个凸点。但事实上，你看到的是一张平面纸。这些点看起来呈凹形或凸形是因为阴影的作用。你预期中的光线是从上面照射过来的，所以阴影将出现在凸点的底部和凹点的顶部。如果你把纸倒过来看，凹点就变成凸点，反之亦然。

米诺骨牌有两个凸点和四个凹点。或者看起来是这样的——但事实上，纸面完全是平的。我们之所以把这些点解释为凸点或凹点，是因为光线从上往下照射而产生的阴影给了我们提示。如果你把这页纸倒过来，凸点将变成凹点，因为我们假定光线仍然是从上面照射过来的。如果把这页纸侧过来，阴影将不再有任何意义；这些点开始看起来就像一个个小洞，透过这些小洞，我们可以看到一张有复杂阴影的材料纸。

如果脑中有错误的先验知识，我们的感知也会随之出现错误。随着现代技术发展，我们可以制作出许多大脑不能理解的奇特图片。我们对这些图片的感知难免会出错。

例如，一幅内部空心的面具就是一个我们几乎不可能正确感知的物体。

当我们往这幅空心面具的内部看时（图 5.8 右下），我们不得不把它看作一张正常的凸形脸。我们关于脸是凸形而不是空心的先验信念十分强烈，以至于很难改变。如果慢慢旋转面具，就会产生另一个错觉。因为我们看到面具相反的一面，鼻尖似乎离脸部最近，其实它离脸部最远。因此，无论什么时候我们往凹的一面看，我们都会曲解面具的运动并看到面具朝反方向旋转。[①]

---

① 本章的所有观点都在理查德·格雷戈里的研究中有所预示。20 世纪 60 年代，我出席了格雷戈里一些著名的讲座。空心面具和其他好的实例可以在他的网站找到：http://www.richardgregory.org/experiments/index.htm。

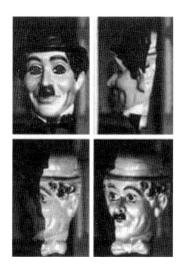

图 5.8　空心面具错觉

　　我们从左上图往右下图看时，会感觉到查理·卓别林面具是旋转的。当我们从里面看面具时，右下图的脸是凹的，但我们却不由自主地把它看作有突起鼻子的凸面体。在这种情境下，我们关于脸是凸面体的知识推翻了我们关于光照和影子的知识。

　　资料来源：布里斯托大学实验心理学系理查德·格雷戈里（Richard Gregory）教授。

行动是如何告知我们这个世界的

　　对于大脑来说，感知和行动是密切相关的。我们用我们的身体去了解世界，通过我们的身体对世界做些事情并看看会发生什么。这是早期的计算机所缺少的另外一项功能。它们只会看着这个世界，而不会去做事情。它们没有肢体，也无法做出预测。这是感知对于电脑来说很困难的又一个原因所在。

甚至一个简单的运动都能帮助我们将我们对某一物体的感知与对另一物体的感知区分开来。当我览视自家花园时，进入我眼帘的是树前的一簇篱笆。我怎么知道哪一簇棕色是篱笆哪一簇棕色是树呢？如果我的世界模型告诉我篱笆在前树在后的话，那么我可以预测，要是我移动我的头，与树和篱笆相关的感知也会以不同的方式改变。因为篱笆离我更近，树离我更远，一些篱笆比部分树先映入我的眼帘。由于树的移动是共同的，我的大脑就可以把这些树的所有部分连接起来。但实际上，是我这个观察者——不是树也不是篱笆在动（如图 5.9 所示）。

如果说简单的运动能帮助我们感知，那么有目的的运动（我称之为行动）更能帮助我们感知。假如我面前有个酒杯，我注意到它的形状和颜色。这时我并没有意识到，我的大脑已经想好如何调整我的手去握住杯脚，预想着酒杯端在手中的感觉。这种预备和期待甚至发生在我没有打算拿起酒杯的时候（见图 4.6）。我的部分脑是根据行动来表征我周围的世界，比如需要从这里到达出口的行动、需要拿起桌上的瓶子的行动。我的大脑会不停地自动预测，我应该采取什么样的最佳行为方式来完成我可能要执行的行动。只要我采取行

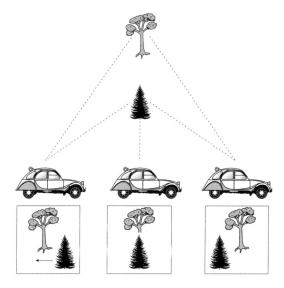

图 5.9 我们可以通过运动发现物体的方位

当经过这两棵树时，我们会感觉附近的松树比远处的灌木移动得更快，这就叫运动视差（motion parallax）。通过这个现象，我们可以判断出松树比灌木离我们更近。

动，这些预测就会得到检测，并且我的世界模型在预测误差的基础上也将得到完善。通过手握酒杯的体验，我对酒杯外形就有了更好的了解。以后，即便看到不完整的、模糊不清的有关酒杯的视觉媒介，我也能更好地"看出"它的形状。

我的大脑通过建构世界的模型来发现外部世界那里的东西。这些模型不是任意想象出来的。当我对世界采取行动时，它们可以不断地调整，以提供最可能的感觉预测。但我意识不到这种复杂的机制的运转。那么，我能意识到的是什么呢？

我感知到的不是世界本身，而是我脑中的世界模型

我所感知的并不是从外部世界进入眼睛、耳朵和手指感官的那些模糊粗略的线索。我对事物的感知丰富得多——对一张图片的感知就结合了所有这些粗略的感官信号及丰富的过去体验。[①] 我的感知是对外部世界那里应该是什么的预测，并且这种感知会不断通过行动得到检验。

很明显，任何系统在失灵时都会犯某类特定的错误。幸运的是，这些错误是富含信息的。它们不但对系统的学习很重要，而且对于我们发现系统是怎样运作的也很重要。依据这些线索，我们能知道系统的类型。那么，一个通过预测运作的系统会犯哪类错误呢？当外部世界中两个不同的物体引起同样的知觉时，无论何时出现这种模棱两可的情况，系统

---

① 当惠斯勒（James McNeill Whistler）展出他的《黑金夜曲：飘落的烟火》(*Nocturne in Black and Gold: The Falling Rocket*；见书后彩图 5)这幅画作时，约翰·拉斯金评论道，艺术家"往公众脸上泼上一桶颜料"，还要向人索要 1 000 几尼金币。惠斯勒起诉他恶意诽谤，拉斯金在法庭上陈述，这幅画仅花"几小时"就可完成。拉斯金的律师说："你几小时的工作就索要 1 000 几尼？"惠斯勒回答道："不，我索要的是画中蕴涵的一生知识。"

都会出问题。[1] 这个问题通常可以得到解决，因为一种模型的可能性远远超过另一种。在我的房间里非常不可能会出现一头犀牛。但是，当不可能的情境事实上恰好出现时，这意味着系统被欺骗了。大量视错觉在心理学家的工作中备受青睐，因为它们可以用这种方式欺骗大脑。

在形状怪异的艾姆斯小屋里，它的这种布局会使我们的眼睛产生与看到一个普通的正方形房间时相同的知觉（见图 2.8）。一个形状怪异房间的模型和一个正方形房间的模型都能使我们的眼睛准确地预测知觉。但是，我们看到正方形房间的体验更为常见，以至于我们会不由自主地把艾姆斯小屋也当作是正方形的，即便当艾姆斯小屋里的人从一边移到另一边的时候是以一种不可能的方式伸缩的。我们将看到一个艾姆斯小屋的先验概率（期望值）非常小，以至于我们的贝叶斯脑会忽略这条怪异的证据。

但如果我们没有先验理由去偏向一种解释而摒弃另一种解释，会发生什么呢？奈克方块（Necker cube）就是这样一个例子（见图 5.10 左上）。我们可以看到这个相当复杂的二维图，但是我们拥有关于多种立方体的更多经验。因此，我们看到一个立方体，但问题是存在两种可能的立方体：一种是正面在右

---

[1] 实际上，情境常常是模棱两可的。对于我们感官的活动模式，常常存在不止一种可能的诱因。这就是"反演问题"。这就是先验知识如此重要的原因。

上方，另一种是正面在左下方。我们没有理由偏向任何一方，因而我们的知觉会自然地从一种可能的立方体转向另一种。

即使像鲁宾花瓶（Rubin vase；见图 5.10 右上）和妻子 / 岳母图（见图 5.10 下）这样更为复杂的图形，也可显示知觉从一个知觉对象到另一个知觉对象的自然转换，这同样是因为这两种视图都看似合理。我们的大脑对双关图做出这种反应的事实进一步证明了我们的大脑是一种贝叶斯机器，这种贝叶斯机器通过做出预测和搜寻知觉起因来发现世界中的物体。

颜色存在于大脑而非世界中

但是，也许你会认为，所有这些双关图都是由心理学家创造的。在现实世界，我们没有看过这样的物体。是的，确实如此。但是现实世界本身也是模棱两可的。以颜色的问题为例。我们只是从物体上反射的光才知道物体的颜色。光的波长产生颜色，长波形成红色，短波形成蓝色，其他所有的颜色都在这两者之间。眼睛里有专门的感受器，它们对这些不同的光波很敏感。那么是这些感受器的活动告诉我们西红柿是什么颜色的吗？问题就出在这儿。颜色不在西红柿里，而是在西红柿的反射光里。白光照射时，西红柿反射为红光，所以我们看到的西红柿是红色的。但是，如果是蓝光照

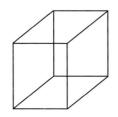 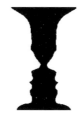

立方体的正面是左边的正　　　这是一个花瓶还是
方形还是右边的正方形　　　对视的两张脸

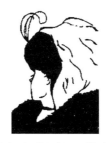

这是妻子还是岳母?（年轻女子
的下巴变成老妇人的鼻子。）

图 5.10　双关图

资料来源：奈克方块：Necker, L. A. (1832). Observations on some remarkable optical phenomena seen in Switzerland; and on an optical phenomenon which occurs on viewing a figure of a crystal or geometrical solid. *The London and Edinburgh Philosophical Magazine and Journal of Science, 1*(5), 329–337。鲁宾花瓶：Rubin, E. (1958). Figure and ground. In D. Beardslee & M. Wertheimer (Ed. and Trans.), *Readings in perception* (pp. 35–101). Princeton, NJ: Van Nostrand. (Original work published 1915.) 妻子 / 岳母 图：Boring, E. G. (1930). A new ambiguous figure. *American Journal of Psychology, 42*(3), 444–445. (Originally drawn by the well-known cartoonist W. E. Hill, and reproduced in the issue of *Puck* for the week ending November 6, 1915.)

射在西红柿上，会呈现什么颜色呢？此时西红柿不能反射任
何红光，那么它看上去会是蓝色的吗？当然不是，我们仍然
感知到它是红色的。基于场景中所有物体的颜色，我们的大
脑可以判断该场景是受蓝光照射的，并且预测出各种物体本
身的"真实"（true）颜色。我们所感知到的颜色取决于这种
预测的颜色，而不是进入我们眼睛的光波。因为我们看到的
颜色是预测的颜色，而不是"实际"（real）颜色，所以我们
能够产生各种让人惊奇的错觉。比如在色块错觉中，根据光
的波长，两个色块的颜色是相同的，但它们看起来却好像有
非常不同的颜色（见书后彩图 6 ）。①

感知是一种与现实相符的幻象

　　根据到达我们感官的信号，我们的大脑建立起各种世界
模型，并不断地修改这些模型。因此，我们真正感知到的是我
们脑中的世界模型。虽然它们并不是世界本身，但是对于我们
来说，这些模型与世界本身一样好。你也可以说，感知就是与
现实相符的幻象。此外，如果得不到感官信号，我们的大脑将
会填补缺失的信息。在我们的眼睛没有光线受体的地方有一个

---

　　①　部分这类错觉可以在这个网站找到：http://www.lottolab.org。

盲点。将感官信号从视网膜传递到大脑的所有神经纤维（视神经）都聚集在这里——因此没有光线受体的空间。我们意识不到这个盲点，因为大脑会制造一些东西进入这部分视域。我们的大脑利用来自盲点周围最近区域的信号来弥补丢失的信息。

在你面前伸直你的手指，并且盯着它看。然后，闭上你的左眼，手指慢慢向右移动，但要一直盯着它。你会发现你的指尖将在某一点消失，然后，又在盲点之外重新出现。但在盲点的内部，你的大脑用周围墙纸的图案而不是用你的指尖填充了这个空白。

即使在我的视觉中心，我所看到的东西也是由我的大脑期望看到的东西和实际产生的感官信号共同决定的。这些期望有时十分强烈，以至于我所看到的是我所期望的，而不是实际发生的。有一个引人注目的实验室实验，实验者向人们快速呈现一些视觉刺激（比如字母表中的字母）——呈现的速度很快，以至于刚好只能觉察到这些感官信号。如果此时你强烈地期待看到字母 A，即使实际呈现的是字母 B，你可能有时也会相信自己看到了字母 A。

我们不是感官的奴隶

也许你会认为，这种产生幻觉的倾向对于我们的大脑建立关于世界的模型来说需要付出很大的代价。难道不能调试系统使感官信号始终支配我们的体验吗？这样，幻觉就不会产生了。其实，很多原因可以说明这种观点是不可取的。感官信号太不可靠，更重要的是，这种控制会使我们成为感官的奴隶。我们的注意力会像蝴蝶一样，频繁地从一个事物匆匆转向另一个事物。脑损伤有时会导致这种感官控制的产生。有些人控制不住要这样做，他们依据恰巧看到的一切行事。例如，他们把一副眼镜架在鼻子上，但接着，他们看到了另一副眼镜，然后把它也戴了起来。[①] 如果看到一个玻璃杯，他们必定要拿起来喝。如果看到一支铅笔，他们必定要拿起来写上几笔。他们无法执行计划或依照指示行事。原来，这些人通常脑前端部分受到了严重损伤。弗朗索瓦·莱尔米特（François Lhermitte）首次描述了他们这些人的奇怪行为。

> 一位病人……来到我家看病。……我们回到卧室。像平常一样，床罩取下来了，上面的床单也翻过来了。病人看到这个情景，马上开始脱得精光［包括摘下假发］。他钻进被窝，把床单盖至脖子上准备睡觉。

通过利用可控的幻象，我们的大脑逃脱了我们环境的专

---

① 相比先验知识对物体感知的影响，先验知识的这种影响发生于高得多的水平。贝叶斯机制适用于大脑运作的所有水平。

横控制。在巴别塔^①式的学术鸡尾酒会上，从南腔北调的人群中我可以辨别出并听清固执的英文教授的声音。我也可以在人海之中找到她的面孔。脑成像研究表明，当我们选择关注面孔的时候，脑中"面孔区"的神经活动就会增强，即使面孔出现在我们的视域之前。甚至在我只是想象一张面孔的时候，这个区域的活动也会增强（见图 0.8）。这是我的大脑能产生可控幻象的力量。我能预见一张面孔的出现。在那里根本没有面孔的情况下，我仍能想象出一张面孔。

那么我们如何知道什么是真实的?

关于世界的幻象化，存在两个问题。一个问题是，我们怎样才知道我们脑中的世界模型是真实的呢？但这并不是个真正的问题。当我们作用于世界的时候，脑中的模型正确与否并不重要。重要的是模型起作用。它能使我们做出恰当的行动并且生存下来吗？总的来说，它能做到。正如我们将在接下来几章所看到的，关于脑中模型的"真实性"问题只有

---

①　巴别塔，又称通天塔，出自《圣经》中的故事。当时人类联合起来兴建希望能通往天堂的高塔。为了阻止人类的计划，上帝让人类说不同的语言，使人类相互之间不能沟通，计划因此失败，人类自此各散东西。这里借用这个典故意指，在一个聚会上人人都在说话时，你听到南腔北调的不同声音。——译者注

在一个大脑与另外一个大脑交流时才会产生——我们发现别人的世界模型与我们的不一样。

关于面孔的脑成像研究揭示了另一个问题。当我看到或者我想象面孔时，大脑的面孔区就会变得活跃起来。我的大脑如何知道我什么时候真的看到一张面孔，什么时候恰好在想象一张面孔？在这两种情形中，我的大脑都创建了一张面孔。我们怎么知道什么时候这个模型就是"在那里"的真实面孔的模型呢？这个问题不仅适用于面孔，也适用于其他事物。

解决这个问题的方法很简单。当我们想象一张面孔时，没有感官信号与我们的预测相比较，也不会有错误发生。当我们看到真实面孔时，我们脑中的模型从来都不是完美的——我们的大脑需要不断地更新模型以应对人脸表情稍纵即逝的变化以及光线的变化。幸运的是，现实总是出乎预料的。

想象是极其无聊的

我们已经了解了视错觉如何揭示大脑为现实建模的方式。前面提到的奈克方块就是一种有名的视错觉（见图 5.10 左上）。我们可以把它看作一个前边朝左下的立方体。然后，我们的知觉突然改变，我们将它看作前边朝右上的立方体。这个解释很简单。我们的大脑将它看作一个立方体而不是现实中的二维图。但是，作为一个立方体，它是双关图。它可呈现为两种可能的三维图。我们的大脑随机地从一种图形模型转到另一种，不停地努力寻找一种对感官信号更好的匹配方式。

假如我能找到一个天真的人，他之前从没见过奈克方块并且也不知道它有从一种形式转向另一种形式的趋向，会发生什么情况呢？我在很短的时间内向他展示这个图形，这样他就看不到图形的反转了。然后，我叫他想象这个图形。当他检查他所想象的图形时，图形会反转吗？我发现，在想象中奈克方块从不会反转。这时的想象完全缺乏创造性，它没有任何预测要去做出，也没有任何错误要去解决。我们不是在头脑里创造，我们通过用素描、涂鸦和草图外化我们的思想来创造，以便我们能够从现实的不可预测中获益。正是这种持续变化的不可预测才使我们与真实世界的交互变得如此有趣。

在本章，我说明了我们的大脑如何借助建构模型和做预测来发现外部世界中的物体。我们的模型是通过将我们感官获得的信息与我们的先验期望相结合来创建的。感觉和期望对于这一过程必不可少。我们意识不到我们的大脑正在做的所有工作，只是意识到由这一工作产生的模型。这使得我们对世界的体验看起来似乎既轻松又直接。

第六章

大脑如何为心智建模

"所以你讨厌小说，厌恶诗歌。"英文教授似乎很关心我。

"你为什么会这么认为呢？"

"你刚才说，只有物质世界才是令人兴奋的，而那种想象十足无聊。你否定了人类精神中一切富有创造性的东西，摒弃了伟大文学家和画家们的想象世界，这些人创造了我们独一无二的人类文明。"

"我所讲的是由单个脑独立创造的想象世界。你所讲的是他者心智世界。我同意你的观点。他者心智世界甚至比物质世界更令人兴奋、更不可预知。但是，他者心智世界也可以通过我们的大脑向我们展现。"

"你不能将文化都归结于脑活动。"她说道，"要认识他者心智需要领会。而科学所能做的只是解释。"

"我拒绝所有这种后现代无稽之谈。"刚刚加入我们谈话的物理学新领头人插话道，"他者心智世界是一个私密的、主观的世界。你无法科学地研究这样一个世界。"①

可想而知，谈话如此高水平地继续下去，我们都觉得实在是太累了，很快我们又开始闲聊。

但显然，我认为他们都错了。是我们的大脑使我们能够进入他者心智世界，因此我们可以这样问：我们的大脑是如何做到这一点的呢？

科学试图解释我们是如何理解他者心智的。这与解释我们作为个体如何了解物质世界并没有区别。这就是心理科学所涉及的绝大部分知识。正如我们在上一章所看到的，我们关于物质世界的知识在本质上是主观的。我所了解的物质世界就是以我的大脑所创造的那个世界的模型来概括的。这个模型是从我的先验知识及感官所提供的线索中创造出来的。我的大脑创造了一个有树有鸟有人的物质世界。我那关于精神世界（他者心智世界）的知识也完全可以以同样的方式来创建。从感官提供的线索中，我的大脑创造了一个包含信念、愿望和意图的精神世界模型。

但是，是哪些信号告诉我们在他者心智中正在发生的变化呢？我现在讨论的不是言语和语言。通过简单观察他们作用于世界的方式以及他们行事的方式，我们可以了解到很多

---

① 她引用了物理学家艾伦·索卡尔（Alan Sokal）发表在文化研究期刊《社会文本》（*Social Text*）上的一篇讽刺性论文以嘲弄英文教授。但是，正如我们将在下一章看到的一样，我们也许会走向神经科学的诠释学。

有关他者心智的事情。

生物运动：生命体移动的方式

只需要观察一下某物运动的方式，你就可以分辨出它是有生命的东西还是只是一片在风中飞舞的树叶。你能比这做得更好。你可以看出它是人，**并且**你还可以看出它正在做什么。对此，你并不需要太多的信息就可以做到。1973 年，冈纳·约翰松（Gunnar Johansson）把一些小灯系在他的一个学生的主要关节处（大概 14 盏灯就足够了，分别在踝关节、膝关节、肘关节等位置），并在黑暗中拍摄下她的移动过程。在影片中，你所能看到的是 14 个以复杂方式到处移动的光点。如果你只是孤立地看这些点中的某一点，你从移动中什么也看不出来。如果你看所有的点，但是它们没有移动的话，你从这个静态显示中照样什么都看不出来。但是一旦这些点开始移动，一个人的轮廓立马就会浮现出来。你可以分辨出这是男性还是女性，她是在走路、跑步还是在跳舞。你甚至可以辨别出她是高兴还是沮丧。[①] 在这本书里，我不能向你呈现动态影像，但图 6.1 表明，如果我们连接这些点，

---

① 一些好的示例可参见 http://www.biomotionlab.ca/projects.php。

即使只是些简单的静态图像也能给人强烈的性别感。

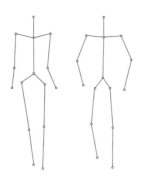

图 6.1　即使是简笔人物画也有性别之分

关于运动影像，可参见网站 http://www.biomotionlab.ca/Demos/BML.
gender.html。它是尼古劳斯·特罗耶（Nikolaus Troje）教授的生物运动实
验室官网。

大脑很好地形成了观察生物运动的能力。在 4 个月大的
时候，婴儿就喜欢看那些具有动态人物轮廓的移动光点，而
不喜欢看那些以相同方式移动却随机相连的光点。即使是猫
也能轻易被训练成能分辨组成一只运动的猫的光点和随机排
列的相同光点。

运动如何揭示意图

从它移动的方式辨认出这是一只猫，无异于从它的外形
或者是从它发出的声音辨认出来。我们的大脑会利用任何可

获得的线索以探索外部世界。对于我们的大脑而言，复杂运动是极其敏感的众多线索之一。辨认出某物体是只猫，而另一物体是位跳舞的女士，并不能让我们进入包含信念和意图的精神世界。但是，辨认出某物是只正在追踪猎物的猫或者是位悲伤的女士，也许能使我们到达精神世界的边缘。在这些例子中，我们所观察到的运动告诉我们这只猫的意图以及这位女士的感受。

即使是非常简单的运动也能够揭示目的和意图。捷尔吉·盖尔盖伊（György Gergely）及其同事给一些 12 个月大的婴儿放一段影片（见图 6.2 中的学习任务）。起初，一只灰色小球和一只黑色大球被一个障碍物隔开。然后灰色小球跳过障碍物，停在黑色大球的旁边。婴儿观看这一幕若干次，直到他们看得厌烦。然后移除障碍物，并放映两段新的影片。

此实验背后的观点是，厌烦的婴儿将会更想观看意料之外的一幕，因为这是更有趣的。它包含更多的信息，需要我们改变对于前一幕所发生之事的看法。

那么，哪一幕更出人意料呢？在任务 A 中，灰球的运动和它在学习任务中的运动是一样的：灰球跳起来，然后停在黑球旁。在任务 B 中，灰球的运动是很不一样的：灰球直接滚动到黑球旁。因此，单就运动而言，任务 B 更出人意料。但这并不是婴儿脑中所想的。他们更惊讶于在任务 A 中，灰球跳过根本不存在的障碍物。这个实验揭示了婴儿就灰球的

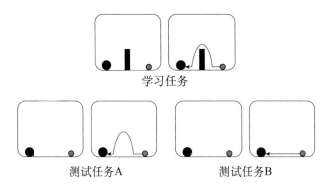

学习任务

测试任务A　　　　　　　　测试任务B

图 6.2　12 个月大的婴儿就知道动作的目的

　　观看学习任务后，婴儿推断灰色小球跳过障碍物是为了接触到黑色大球。当障碍物被移除后，婴儿预料灰球将会直接滚至黑球（测试任务 B），而不是继续跳过去（测试任务 A）。

　　资料来源：Gergely, G., Nadasdy, Z., Csibra, G., & Biro, S. (1995). Taking the intentional stance at 12 months of age. *Cognition, 56*(2), 165–193.

目的来解释灰球的运动 [①]：灰球想要靠近黑球。如果有障碍物挡在中间，灰球就必须跳过它以靠近黑球。但是当障碍物被移除后，灰球就会以最简单的路径到达黑球。它不必再跳跃。当障碍物被移除后，这就是我们（和婴儿）所期待的动作。意料之外的动作是，当障碍物被移除后灰球还继续跳跃。此刻，我们必须改变我们关于灰球目的的想法。也许它就是喜欢跳跃？

　　人比灰色小球有趣得多。我们一直观察他们的运动，试图预测他们下一步将做什么。沿着街道行走，我们必须预测

────────────

　　① 为了证明这个解读，作者运用的控制任务比我在这里所描述的任务多得多。

出向我们走来的人的行走路线以便避开他。我们经常可以做出正确的预测，以至于都朝相同的方向避开对方，只好互相尴尬一笑。

我们都会特别关注他人的眼睛。当注视某人的眼睛时，我们可以观察到它们的细微转动。站在距离他人脸部 1 米的地方，我们能够观察到小于 2 毫米的眼球转动。对于眼球转动的敏锐性使我们迈出了进入他者精神世界的第一步。基于人的眼球位置，我们可以准确知道他们注视的焦点所在。如果知道人们注视的焦点，我们就能发现他们的兴趣所在。

如图 6.3 所示，我们知道拉里对球感兴趣，这时我们也会情不自禁地看它。

我看见英文教授在拥挤的房间的另一端。我留意到的第一件事是她并没有看我。那么她对谁感兴趣呢？我禁不住也往她注视的方向看去。当然不会是那位年轻而自大的分子生物学家。

模仿

那般盲从的并不仅仅是我们的眼部动作。我们的大脑会无意识地模仿所见到的任何动作。关于大脑的模仿，最有力的证明来自测量猴子的单个神经元中电活动的研究。在意大

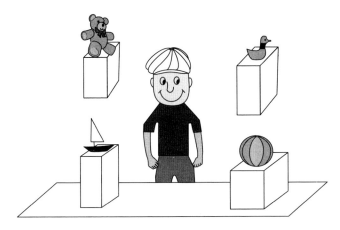

图 6.3 我们从拉里的眼睛就可以看出他想要什么

我们可以看到拉里正注视着球。我们在看其他物体前也会先看那个球。

资料来源：Lee, K., Eskritt, M., Symons, L. A., & Muir, D. (1998). Children's use of triadic eye gaze information for "mind reading." *Developmental Psychology, 34*(3), 525–539.

利帕尔马市，贾科莫·里佐拉蒂（Giacomo Rizzolatti）和他的同事对涉及抓取动作的神经元进行了研究。他们发现，不同的神经元与不同的抓取动作相关。当猴子用拇指和其他手指精确地抓取并捡起类似花生这种小物件时，某个神经元变得更加活跃。当猴子用整只手有力地握住并捡起类似铅笔的物件时，另一个神经元会变得更加活跃。在涉及动作控制的那部分脑区（前运动皮层），存在表征不同抓取动作的表现系统。

但是，令研究人员惊奇的是，这些神经元中的一部分并不仅仅是在猴子抓取东西时变得活跃。当猴子看到某一位实验人员抓取东西时，这些神经元也会变得活跃。在猴子捡起花生时做出反应的那个神经元，在猴子看到实验者捡起花生时也做出了反应。这些神经元现在被称作镜像神经元（mirror neurons；见图6.4）。这些神经元所代表的动作表现同时适用于对动作的观察和动作的产生。

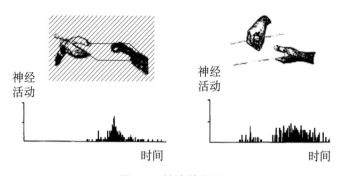

图 6.4　镜像神经元

当猴子做出动作或者看着其他人做出相同动作时，这些神经元会变得更加活跃。

左图：猴子做动作（没有看到它自己的手）。

右图：猴子看着实验者做相同动作。

资料来源：Rizzolatti, G., Fadiga, L., Gallese, V., & Fogassi, L. (1996). Premotor cortex and the recognition of motor actions. *Cognitive Brain Research, 3*(2), 131–141.

同样的情况也会发生在人脑中。每当我们运动时，我们脑中的运动区就会产生典型的激活样式。脑成像研究最令人惊奇的一项发现是，当准备做动作或者只是想象做动作时，我们都能看到这种激活样式的存在（见图0.7）。在我们观看别人做动作时，同样的情况也会发生。这时我们自己脑中变得活跃的区域恰恰就是在我们自己做出相同动作时会变得活跃的区域。当然，主要的不同点在于，我们实际上并没有运动。

当我们看到其他人运动时，我们的大脑会以这种方式做出反应，即使它有时会干扰我们自己的动作，甚至会让人非常难堪。我有个叔叔腿脚不便。在孩童时期，走在叔叔旁边，我必须集中精神才能让自己不一瘸一拐。这种模仿他人的倾向在患有抽动秽语综合征（Gilles de la Tourette's syndrome, GTS）①的人身上表现出一种极端的形式。这些人经常有一种强迫性冲动，不断去模仿他人的行为：咳嗽、打喷嚏及搔痒。这对他们及其家庭的生活造成了很大的困难。

模仿：洞察他人的目的

模仿类似直觉，我们不必思考就会自动地这么做。对于我们来说，这似乎很简单。只有当我们试图让机器也这么做时，我们才会发现模仿是如此困难。我看着你移动手臂，很容易就做出相同的动作。你的手臂动作在我的视网膜上投射

---

① 这是大脑运动系统紊乱所致，特别是与抽搐相关：无目的的重复动作以及叫喊。这种障碍由法国医生吉勒斯·图雷特（Giles Tourette）首先提出。

出变化的光影，并被我的大脑读取。但是，我的大脑是如何把一系列变化的可视信息转换成一系列肌肉指令，使我的手臂也做出相同动作的呢？一方面，我看不见哪些肌肉参与其中。另一方面，如果模仿儿童，我必须给肌肉传送不同的指令以得到相同的动作，因为我的手臂要长得多。

在我们设计计算机时就正好有这种问题。在语音识别文字处理系统中，机器如何把由我的声音形成的声振动模式转换成由打印机打印在纸上的符号呢？解决办法是建立内部模式以弥合两者之间的差别。以语音识别文字处理系统为例，这些内部模式就是单词。一旦输入的信息——声振动（或者视觉刺激或者按键）——被转换成单词，这些就可以（以字母串或标点的形式）输出至任何打印机。

就运动而言，这些内部模式就是动作的目的。可现在，运动本身是不确定的。正如约翰·塞尔所指出的，如果我们遇见某人向西行走，那么他是要穿过街道去面包店还是要去南美的巴塔哥尼亚，我们就不得而知了。但是，现在我们都是贝叶斯定理的信奉者。我们可以排除这个不确定因素，因为我们提前得知他最可能的行动目的。

通过研究模仿游戏中儿童所犯"错误"，我们可以揭示目的的重要性。在这样一个模仿游戏中，一名学步幼童与我面对面坐在桌子两边，我让她模仿我所做的一切动作。我举起我的右手，她举起她的左手。这错了吗？她并没有举起相同的手。但是，她像镜子一样模仿我的动作。我用我的左手摸我的左耳，她用她的右手摸她的右耳，再一次像镜子一样模仿。现在，我用左手摸右耳，手臂横过胸前。她的手臂却并没有横过胸前，她直接用她的左手摸她的左耳（如图6.5 所示）。这错了吗？她并没有复制手臂在胸前横的动作。但是，她复制了目的——触摸她的左耳。她以最明智的方式——用最接近的手触摸——达到了目的。

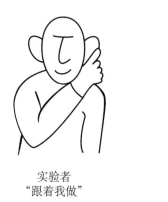 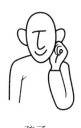

实验者　　　　　　　　孩子
"跟着我做"　　　　　　"好的"

图 6.5　左手还是右手？

孩子模仿的是目的（触摸左耳）而非动作（使用右手）。他们使用最简单的动作——用左手摸左耳。

资料来源: Bekkering, H., Wohlschlager, A., & Gattis, M. (2000). Imitation of gestures in children is goal-directed. *Quarterly Journal of Experimental Psychology, section A, 53*(1), 153–164.

现在我要来为难她了。在桌子中央有一个很大的按钮。我弯下腰并用前额去按按钮。她会如何做呢？为什么我要用前额按按钮呢？她会如何做取决于我双手的状态。因为天气冷，我用毯子包住了自己的肩膀，这样我双手很明显被束缚了；在这种情况下，她将会用手去按按钮。她假设我的目的就是要按按钮，如果不是我双手正在做其他事的话，我就会用我的手去按了。如果我双手放在按钮两边——很明显是自由的，可以做动作——那么她将会用前额去按按钮。她假设我的目的一定是用头去按按钮（如图 6.6 所示）。

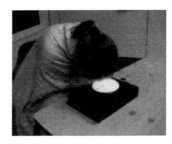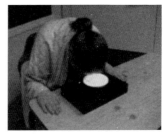

图 6.6 头还是手？

这个孩子必须模仿示范者的动作——用头按按钮。

左图：当示范者双手被毯子包裹住时，孩子用手去按按钮。

右图：当示范者双手自由时，孩子用头去按按钮。

资料来源：Gergely, G., Bekkering, H., & Kiraly, I. (2002). Rational imitation in preverbal infants. *Nature, 415*(6873), 755.

为了模仿某人，我们仔细观察他的动作，但是我们并没有复制这些动作。我们通过这些动作来发现被观察者的内心世界：动作的目的。于是我们做出动作，达到相同的目的，这就是我们对他的模仿。

人和机器人

一旦我们根据动作的目的来理解动作，动作就会变得特别起来。任何事物都可以简单"运动"：岩石在溪流中滚动，树枝在风中摇曳。但是，只有某些生命体能够自己运动以达到它们的目的。我将这些目的导向的运动称为**行动**（action）。而只有具有目的的生命体［我称为**主体**（agent）］的行动，我们的大脑才会自动去模仿。

我们不必通过测量脑活动证明我们的大脑会自动模仿他人的动作。如果我正在观看另一个人的动作，我无法确定我的大脑是否正在模仿这个动作。脑活动发生了，可在我的行为中却没有这方面的外显动作。但是，如果在观看他人做动作的同时，我正试图做一个动作，那会怎样呢？如果我试图做出与我正在观看的这个人相同的动作，我做起来就会更容易些。这就是大众体操的基本原理。但是，如果我试图做出不同的动作，那么这会困难得多。

詹姆斯·基尔纳（James Kilner）做了一个简单的实验，他让被试在观看其他人左右摆动手臂的同时，只需有节奏地上下摆动手臂。经过精确测量，结果显示，观看他人不同动作使观察者自己的动作变得更不稳定（如图 6.7 所示）。这是大脑倾向于自动模仿他人动作的有力证明。但是，如果是机器手臂在做运动，观察者的动作就不会受到干扰。大脑不会自动模仿一只机器手臂，因为这只手臂的运动有些微妙的错误；我们视它们为机械的而不是生物的。机器手臂并不被视为具有目的和意图的主体。当机器手臂摆动时，我的大脑看见的只是运动，而不是行动。[①]

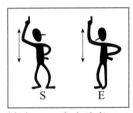 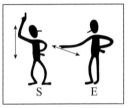

被试（S）和实验者（E）　　被试（S）和实验者（E）
做相同的动作　　　　　　　做不同的动作

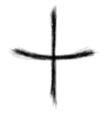 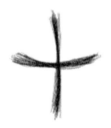

被试的运动记录为重复的横向扫动或者纵向扫动。当看着他人做不同动作时，这些运动就会变得更不稳定（右图）。

图 6.7　观看他人运动会干扰我们自己的运动

资料来源：Kilner, J. M., Paulignan, Y., & Blakemore, S. J. (2003). An interference effect of observed biological movement on action. *Current Biology, 13*(6), 522–525.

———————————

①　但是，在特殊情况下，运动本身可以成为目的。例如，这个芭蕾舞者的目的是完成一个完美大跳。

共情

但是，模仿也为我们提供了通向他者私人精神世界的入口。我们不只会模仿手臂和腿的大动作，也会自动模仿脸部的细微动作。而且，这种对脸部动作的模仿使我们有不同的感受。如果我看到一张笑脸，我也会微微一笑，感到更开心。[①] 如果我看到一张充满憎恶表情的脸，我也会感到厌恶。因此，通过我们大脑在感知和行动之间的转译能力，即使是这些个人情感也会被不经意地共享。

我们常常认为疼痛是最私人的体验。如果我正遭受疼痛，我自己可以知道，但是我如何能知道你的疼痛呢？维特根斯坦等哲学家曾深入关注过这个问题，得出的结论让我很难理解。我们通过观察他人的行为以及倾听他们的话语，能够对他们的疼痛有些了解。通过脑成像技术，我们发现了一个网状区域——**疼痛基质**（pain matrix）。当某人经历疼痛时，我脑中的这个区域会变得很活跃。因此，这种体验的生理相关不是私有的。

------

① 这里有一种即使你没有看到一张笑脸也能感到更开心的简单方法。把笔放在上下牙齿之间（咧开嘴唇）。这强制你的脸进入微笑状态，你会感到更快乐。如果你希望感到痛苦，把笔放在双唇间。

但是，主观的疼痛体验并不直接与疼痛刺激的物理性质相耦合。如果注意力被分散，你不会觉得一根很热的杆子那么使人疼痛，即使杆子的温度并没有改变。主观的疼痛体验也会因为催眠或者服用无害药片（被告知是止痛药）而有所改变。大脑某些部位的活动与杆子的物理温度相匹配，其他部位的活动则与疼痛的主观感受相匹配。我们可以把这些对照为疼痛的物理方面和疼痛的心理体验。

那么，当我们看到他人疼痛时会发生什么呢？与我们自己体验疼痛时一样，相同脑区会变得活跃（如图 6.8 所示）。这就是共情——我们共享他人内心感受的能力的基本原理吗？当看到他人疼痛时，更有共情力[1]的人当然会表现出更强的脑激活效果。

这怎么可能呢？我如何能体验到你的感受呢？通过精确观察共情作用发生时哪部分脑区变得活跃，我们可以回答这个问题。正如我们所见，某些脑区的活动关涉疼痛的物理方面：杆子有多热，或者它碰你哪儿了。当你知道其他人疼痛的时候，这些脑区是**不会变得活跃的**。[2] 另一些脑区的活动

---

[1] 这是通过询问人们，看他们的回答是支持性陈述还是否定性陈述来评定的。支持性陈述如下："不幸的电影结局让我之后的数小时沉浸在苦恼之中。"否定性陈述如下："我无法为这些人感到悲哀，他们应该为自己的悲惨境遇负责。"

[2] 但是，如果你看见一根针扎进别人的手，你会退缩并产生相应的神经活动变化，这与针插入你的手里的反应是一致的。

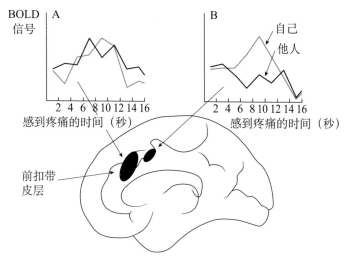

图 6.8 体验他人的疼痛

前扣带皮层位于大脑前部的内侧面。我们感到疼痛时这个区域会变得更活跃。

当得知亲人正遭受疼痛时，我们的前扣带皮层会发生什么呢？在这个区域的后面部位（B），我们的大脑只对我们自己的疼痛产生反应。但是，这个区域的前面部位对别人的疼痛做出的反应，与对我们自己的疼痛做出的反应相同。

资料来源：Singer, T., Seymour, B., O'Doherty, J., Kaube, H., Dolan, R. J., & Frith, C. D. (2004). Empathy for pain involves the affective but not sensory components of pain. *Science, 303*(5661), 1157–1162.

关涉疼痛的心理体验[①]，这些脑区会变得活跃以对他人的疼痛

做出反应。因此，我们共享的是疼痛的心理体验，而不是疼

---

① 疼痛的心理体验与大脑前扣带皮层的活动相关联。对于遭受严重慢性疼痛的人，有时为了进行治疗，这些脑区会被切除（扣带回切开术）。手术后，这些人仍然会感到疼痛，但是他们对疼痛不再产生相应的情绪反应。

痛的物理方面。这些脑区也会在你预感疼痛时变得活跃。例如，如果你知道听到声音后 5 秒钟你会被很热的杆子触碰，这种情况就会发生。如果说你可以预料到你将会感到疼痛，那么预期别人将会感到疼痛是否很困难呢？当然，我们无法体验别人身体的感觉。但是，我们可以基于这些刺激创建心智模型。正因为创建了各种关于物质世界的心智模型，我们才能够在精神世界中共享我们的各种体验。

主体性体验

还有另一种体验，它比疼痛更普遍，但同样是私人的。这种体验就是控制、决定做某事以及实施。我们都是主体，掌控着我们自己命运的主体。但是，我们的主体感（sense of agency），远不只是执行行动去完成目标。我们要做选择，决定力争的目标，决定什么时候行动。我们不仅是主体，而且是自由的主体。至少，对于生活中的小事情，我们都相信是在我们自己的掌控之中，并且我们能令其发生。我把我的手平放在桌子上，注视着我的手指，等待它移动，什么事也没发生。然而，只要我想，我就可以举起我的手指。这就是心智控制物质的奥秘—思维能让事情在物质世界中发生的方式。

"什么奥秘？"英文教授说道。她一直在看我盯着自己的手，认为我是个非常古怪的人。"只要我想，我当然能举起我的手指。那些神经科学家认为自由意志是不存在的，你也是其中一员吗？"

不只是科学家想知道我们如何控制我们的行动

　　她举起一只手，弯曲手指，并想知道（正如她以前有时想的一样）这种抓取物体的机器，这种长在她手臂末端、像肉蜘蛛一样的东西，如何成了她身体的一部分并完全在她的掌控之中。或者，它是否有一点它自己的生命？她弯曲手指，然后伸直。这个例子中的奥秘就在于，在手指移动之前，当她移动手指的意图生效时，动与不动之间有一个分界点。这就如一个碎波（wave breaking）。如果她只发现她自己在波峰，她就会认为，也许她找到了自己的秘密，那部分确实是在她的掌控之中。她让食指靠近自己的脸，盯着它，催促它移动。它保持静止不动，这是因为她在假装，并不是完全认真的，或因为她在用意愿驱使它移动，或者即将移动它，这些都与实际移动它是不同的。当她最终弯曲了手指时，这个行动看起来似乎发起于手指本身，而不是发起于她的某部分心智。它知道自己什么时候移动，她知道什么时候移动它？

[节选自伊恩·麦克尤恩《赎罪》]

我不想回答英文教授的问题，因为我关于自由意志的信念是不明确的。我所知道的是我对自由意志有很深的**体验**。我感到我掌控着我的行动。在我做事的时候无论有多大的压力，我都觉得我有最终选择权。我们中的一些人宁愿选择死亡，也不愿失去这种自由。但是，大多数时候，就是生活中的一些小事情给了我们作为自由主体的感觉——万事都掌控在手中的感觉。

我可以通过按键按响门铃。门铃的声音让我感到有点惊讶，但门铃听起来像什么声音并不是关键。铃声会唤来英文教授打开她的门，这是我行动的目的。这就是使得我成为主体的地方。主体让事件发生，作为主体处处都是原因和结果。

如今，我们的大脑非常擅长把原因和结果联系起来。这就是预测和时间控制的问题。结果伴随着原因。通过分析原因，我们可以预测出结果及其发生的时间。这就是大脑的工作。它对世界做出预测，然后监视这些预测运行得如何。通过这个预测过程，大脑可以找出哪个原因和哪个结果相配对。于是，这些原因和结果**绑定**在一起成为一个个单元；在这种情况下，这些就是主体执行的行动（正如颜色、形状和运动组合在一起就构成了物体）。①

----

① 帕特里克·哈格德通过一系列有独创性的实验证明，原因和结果绑定在一起从而产生行动。

　　如果让人们告诉我们关于行动的各种构件发生的时间，那么行动中原因和结果的这种绑定就能被揭示出来。例如，我可以让你完成一个非常简单的行动，比如按压按钮促使铃响。通过使用一种特殊的计算机化的钟面，我让你报告你按按钮的准确时间以及铃开始响的准确时间（就如第三章描述的本杰明·利贝的实验）。我们称这些为心理时间，是事件在你心智中发生的时间。我还可以测量这些事件发生在物质世界中的时间。电脑记录下你按按钮的确切时间以及铃开始响的确切时间。我们称这些为物理时间。心理时间和物理时间是不相同的。在你的心智中，按按钮的动作稍迟一点发生，而铃稍早一点响起。对于你来说，你的行动的原因和结果似乎显得更为紧密。在心理时间中，你的行动的各种构件是绑定在一起的。

　　现在，我们重复实验，但是这次改变主体性（agency）。如果不是你自己按按钮，而是我通过在你头部顶端运用强磁脉冲刺激运动皮层驱使你的手指移动，那会发生什么呢？当我做这个的时候，你并没有感觉到你正引起你的手指抽动。这个运动的发生不是出于你的意图。当我使你的手指移动后铃响了，你感觉不到是你使铃响的。手指抽动不是一项行动。在这个例子中，当你的手指移动时，你却不是在执行一项行动；在你的心理时间中，你的大脑不再把手指的移动和铃响绑定在一起。在这种情况下，两个事件的心理时间被分隔，于是事件之间的心理间隔大于物理间隔。你的大脑意识到你不是作为主体，所以并没有意识到你引发了一个结果。因此，它减弱了事件在时间上的绑定效果（如图 6.9 所示）。

但是，当我看到有人按按钮并使铃响时，会发生什么呢？我可以体验到他人身上的主体感吗？

关于特有通道的问题

存在这样一些东西，我自身可以了解到，却永远也无法让你了解到。当我执行一个动作时，我所拥有的各种感觉——例如，我按压按钮时所施的力或者我按压按钮时的感觉——都是无法与你共享的。我有获取这些信号的特有通道，这些信号使我有一种这是我自己的主体性体验——正如我也永远无法体验到他人的主体感。这是一种私人的体验，我无法与你共享我自己的动作体验，也无法共享你的动作体验。这是否意味着，我对自己的主体性体验与我对你的主体性体验之间必定有天壤之别？这是否意味着，我可以知道自己是个主体，但却根本无法知道你是不是？我们的日常经验与这种观点相悖。

通过把我执行的行动的原因和结果绑定在一起，大脑创建了我的主体性体验。如果不是报告我自己行动的时间，而

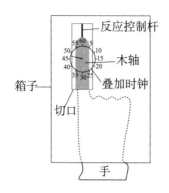

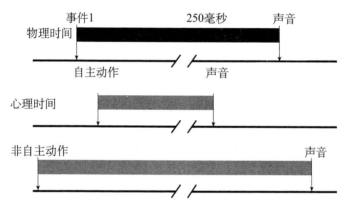

图 6.9 大脑把行动的原因和结果绑定在一起

在这个实验中，参与者用他们的手指按按钮，250 毫秒后一个声音响起。用一个虚拟时钟投射到他们的手指上，参与者报告两个事件发生的时间。

当参与者按按钮并引发声音时，这两个事件在心理时间中比在物理时间中更加接近。大脑在时间上把原因和结果绑定在一起。当参与者做一个非自主动作（实验者用强磁脉冲刺激他们的大脑）时，这个动作和声音在心理时间上就分得更远。

资料来源：Haggard, P., Clark, S., & Kalogeras, J. (2002). Voluntary action and conscious awareness. *Nature Neuroscience, 5*(4), 382–385.

是观察你按按钮使铃响并报告这两个事件的确切时间，那会发生什么呢？在这种情况下，我没有你按按钮的体验。但是除了这个缺失，我仍能体验到这两个事件在心理时间上比在物理时间上更紧密地绑定在一起。即使当你是主体而非我时，我也能把行动的原因和结果绑定在一起。

因此，这似乎意味着，即使是对于自己的主体感，我也不必依赖于伴随着我的行为的私人感觉。主体感只依赖于原因和结果的绑定，且这种绑定是通过预测实现的。这样的话，我就可以用感知我的主体性的同样方式来感知你的主体性。

"我被搞糊涂了。"英文教授说道，"你所说的这些私人感觉，在我移动手指的时候我也有。但是你之前用了很长的篇幅来提醒我，当我们在执行动作时，这些感觉是被抑制的。于是，我们无法利用这些私人感觉。"

"当然。"我说，希望没有暴露出其实我自己并没有考虑过这个问题。

她洞察到的内涵是很深刻的。这恰恰就是当我们不是作为主体——别人移动我们的手臂时，我们能很好地意识到这些内部信号。但当我们作为主体时，这些个人信号是被抑制的。这意味着，我们视我们自己为主体，并以相同的方式把他人视为主体：我们关注行动和行动产生的结果之间的关系。我们把我们所知道的先前意图考虑进去。但是，我们不把主体的物理感觉体验考虑进去。这恰恰就是因为我们与物质世界（即使是我们自己的身体世界）没有直接的联系，但是很明显我们可以进入他者的心智世界。在我们脑中进化发展的理解物质世界的机制也使我们能够进入他者的心智世界。

主体性错觉

但是，我们创建心智世界模型的能力也会产生一些问题。正如我们关于物质世界的图景是一种受限于感觉信号的幻象一样，我们关于心智世界的图景——关于我们自己或者他人的——也是一种受限于感觉信号的幻象，这些信号关涉我们、他们的所做和所说。

有时候我会想，我实际上并没有做任何事情，但却引发了某件事情。我在第三章描述过，丹尼尔·韦格纳如何在动作发生前把移动的思想输入被试的头脑，从而让他们以为他们移动过电脑鼠标。在动作发生前，对做过某动作的想法的体验就足够让我们以为我们已经做了这个动作。但是，在我们把自己的行动归因于他人的情况下，也会产生相反的效果。我们做了某动作，但是我们认为这个动作是他人做出的。

有一种被称作"协助性沟通"（facilitated communication）的技术，这是为不能说话或者语言能力严重受损的人群研发的替代表达方式。这种技术的理念是通过使用键盘协助有这种残疾的人群进行交流。协助者把手覆在残疾人双手上，并一起放在键盘上。协助者监测出这个人想做什么并帮助他做出必要的移动。这种技术获得了很多声援。在某些情况下，这些声援可能是合理的。但是在其他很多情况下，很明显这种沟通源自协助者而非残疾人。例如，测试员向残疾人呈现一系列的问题。但是测试员悄悄地给协助者准备一些不同于呈现给残疾人的问题。从这类实验中可以明显看出，回答问题的是协助者，而不是她应该帮助的那位。但是在显示这个证据之前，协助者都坚持认为回答问题的是残疾人。这个协助者出现了强烈的主体性错觉。这些协助者之所以会这样没什么可大惊小怪的。在适当的情况下，这种主体性错觉可能发生在任何人身上。这就像是视错觉。

对其他主体产生幻觉

对于一些不幸的人来说，大脑关于精神世界的幻象似乎完全不受束缚。这些人通常被诊断为患有精神分裂症。

精神分裂症是最容易被误解的精神障碍之一。第一，精神分裂症不是一个人有两种思想的人格分裂。这是心智的一部分与另一部分之间的分裂：情感与知识之间，意愿与行动之间。第二，精神分裂症既不稀奇也不危险。每 100 人中就有 1 人可能患上这种疾病。[①] 可能大多数的误解是，虽然对于患者和他们的家庭来说，这种障碍会导致可怕的不幸，但它很少与暴力有关。

精神分裂症没有客观的躯体症状。医生诊断依靠的是病人所说的内容。病人说在没有人时，他们却听到声音（虚假感知——幻觉）。在没有证据时，病人却说同事在工作中是如何陷害他的，这也是一种情况（虚假信念——妄想）。有幻觉和妄想的病人有时被认为脱离了现实。但是，他们脱离的是精神世界而不是物质世界。在第一章，我向你们介绍了乔治·特罗塞和珀西·金。他们在没有任何人时却听到声音。但是，这些不仅是他们听到的声音，也是主体发出的声音——会下指令并对听者的行动进行评价。有时，主体会接管。在第四章，我们遇到一些认为他们的行动由外在力量引起的人。我说明了这些人如何意识到与动作相关联的感觉，而这些感觉是被我们抑制了的。但是，这些人宁愿相信动作是由他人引起的，也不会说，"我在移动手臂时，感觉很奇怪"。他们对主体产生了幻觉。

---

① 大概与患风湿性关节炎的风险一样。

彼得随处都可见到主体。即使是随风飘动的一片叶子都是有意图的，好像要试着告诉他一些什么。

马尼能感觉到主体给她带来的不想要的情感，共享着违背自己意愿的其他人的情绪体验。

> 它试图把嫉妒强加于我。我并不嫉妒这个人。它［恶灵］试图让我嫉妒一个出众的女孩。它试图使她看上去引人注目。……我不嫉妒那个人，但它试图使我嫉妒。

最神秘的是干涉思想的主体。这是玛丽讲述的一段经历：她的想法不是她自己的。

> 我向窗外望去，我想花园看上去很美，草看上去也很好，但是埃蒙·安德鲁斯（Eamonn Andrews）① 的想法进入了我的心智。……他把我的心智看成屏幕并且使他的想法闪现在上面，就像闪现一张图片一样。

你头脑中的想法不是你自己的，这意味着什么？法国哲学家笛卡儿以"我思，故我在"这句话而名扬四海。笛卡儿

---

① 20世纪50—80年代，埃蒙·安德鲁斯一直是英国电视圈的领军人物。

一直试着发现在我们的体验中是否有我们能确信的东西。我们不能确信我们的感觉，因为这些景象和声音可能是我们的大脑产生的幻觉或梦境。[①]我们不能确信我们对过去的记忆，因为它们也许是几秒钟前产生的。笛卡儿断定，我们可以确信的是我们的想法。同时代的哲学家把这一观点称作"免于误认的错误"（immunity to error through misidentification）。哲学家称，如果一个人牙疼，那么问她"你确定是你正在牙疼吗？"是没有意义的。这种体验一定是她的，不可能是其他任何一个人的。

但当被诊断为精神分裂症的人称不是他们自己的想法正在插入他们的心智时，这似乎将我们对自己经验的确信的最后一座岛屿都淹没了。

想法从何而来？我们怎样知道思想是我们自己的？这些是我们遭遇的未解之谜——不仅是在我们思考精神分裂症的时候，而且是在我们思考心智的任何时候。我的回答是，我们也必须考虑到我们的大脑。正是大脑构建了心智的精神世界，不论这是一个正常心智还是失去与现实联系的心智。

我成为神经科学家的动机之一是理解精神分裂症这一问题。我认为，问题的关键在于大脑的机制，这种机制能使我们构建精神世界的模型，并且能使我们应用这些模型预测人

---

① 笛卡儿设想它们源自邪恶的力量。

们将要做什么。但是，对于精神分裂症中出现的问题，我仍然没有准确的观点。

"那没有什么可惊讶的，"英文教授说，"你也不怎么了解一个正常脑中正在发生的事情。"

我认为我与物质世界是直接联系的，但这是我的大脑产生的错觉。我的大脑通过结合来自我的感官的信号和先验期望创建关于物质世界的模型，并且我意识到的就是这些模型。我以相同的方式获取我关于精神世界（他者心智）的知识。然而，在我看来，我与精神世界的联系完全没有比我与物质世界的联系更直接。利用从我的感觉中获得的线索和从我的体验中获得的先验知识，我的大脑创建了他者心智的模型。

第三部分

文化和大脑

第七章

共享心智：大脑如何创造文化

翻译的问题

在人生的大部分时间，我们生活在由大脑创造的精神世界——即使在我们遭受身边现实世界袭扰的时候也是如此。每天清晨，我和成千上万的普通人一样乘坐伦敦地铁去上班。但在这段路上的大部分时间里，我都没有注意周围的物质世界。我不是沉浸在自己的个人世界里做白日梦，我在读书看报，我已经进入其他人的精神世界。

毫无疑问，心智之间能够进行思想交流是我们的大脑最突出的成就。我撰写本书的目的就是把观点从我的心智转移到你的心智当中。英文教授穷其一生都在研究我们如何运用文字创建和交流想象的世界。实际点想，开发有关思想交流的产品可以挣很多钱——不仅仅是书，还有手机和网络。对于我们来说，从一个心智向另一个心智传送观点似乎至关重要，几近强制。但是，如果每个心智都是一个私人空间，那么这种交流过程是不可能的——不是吗？

来看看翻译的问题。图 7.1 展示的是中国唐代诗人李商隐（约 813—约 858）所做的一首以含义隐晦、意境朦胧而著称的汉语诗歌，已经被翻译成多个英语版本。甚至是这首诗歌的题目也有不同的翻译："The Patterned Lute"（图饰琵琶），"The Inlaid Harp"（镶饰竖琴），"The Ornamented Zither"（花饰奇特琴）。下面是这首诗歌结尾的三个英译版本：

Did it wait, this mood to mature with hindsight?
In a trance from the beginning, then as now.

And a moment that ought to have lasted for ever
has come and gone before I knew.

This feeling might have become a thing to be remembered,
Only, at the time you were already bewildered and lost.

我们如何决定哪一个版本能最好地体现汉语原文蕴藏的意义呢？问题是，我们没有了解这些隐藏意义的直接途径。我们只有通过表达这些含义的汉字来了解这首诗歌的意义。这将会出现同样能表达汉语原义的多版本英文翻译，并且没有什么基准能用来判定其中一个版本比另一个版本"更好"。因此，哲学家得出结论，那种认为存在一种有待发现的潜在

李商隐
Li Shang yin

锦 瑟
Inlaid harp

锦 瑟 无 端 五 十 弦,
Inlaid harp, no reason,　fifty　　strings

一 弦 一 柱 思 华 年。
one string, one peg, thinking splendid years

庄 生　晓 梦　迷 蝴 蝶,
sage Zhuang,　dawn dreaming, confused butterfly

望 帝　春 心　托　杜 鹃。
king Wang spring heart consigned cuckoo

沧 海 月 明　珠 有 泪,
blue sea,　moon bright, pearls like tears

蓝 田 日 暖 玉 生　烟。
indigo field, sun warm, jade gives out smoke

此 情　可 待　成　追 忆,
this affection should last, become sought memory

只 是　当 时　已　惘 然。
only　at that time already　lost

图 7.1　李商隐《锦瑟》的翻译问题

意义的观点，其实是错误的。[①]

"完全正确，"英文教授说，"我们所拥有的只是文本。"

然而，这个观点也能很好地适用于两个人之间的对话。

在我心中，有一些我想传递给你的观点。我把要表达的意思转换成口头语言。你听到我的话，并把听到的话还原成你心中的观点。但是，你怎么能知道你心里的想法就和我心里的想法一样呢？你没有任何通道进入我的心智并且能直接比较这些观点。交流是不可能的。

然而，此刻我们对意义问题正在进行这种有力交互。我们的大脑已经解决了这个不可能的交流问题。

意义和目的

字词和意义的问题比移动和目的的问题更加复杂。当我看见物体移动的时候，我了解它背后的意图。当英文教授挥动她的手臂时，我知道她是为了召唤我过去或让我走开。我把她的手部动作看成目的导向的行动。但是动作的含义也是模糊的，多种不同目的可能导致同一种动作。正如我在前一章指出的那样，如果我们碰见某人正朝西前行，我们不知道

---

① 这是由蒯因提出的关于翻译不确定性的观点。

他是要去面包店还是去巴塔哥尼亚。字词和意义的关系也是模糊不清的。同样的字词可意指不同的东西。"彼得的阅读很好"听起来像是一条对彼得的率直评论。但是下一句话——"他甚至听说过莎士比亚"——就能让我们意识到这只是英文教授使用的讽刺。她要告诉我们的是彼得的阅读不好。①

解决反演问题

　　工程师把这种模糊性称作**反演问题**（inverse problem）。我的胳膊是工程师能够很好理解的一种简单的机械装置。它由关节连接的坚硬的杆子（骨头）组成。我通过肌肉施力给骨头来移动胳膊。当我把特定的力量应用于这个系统的时候，将会发生什么呢？这种问题被称作**正演问题**（forward problem）。正演问题能够被解决。像我胳膊那样的机械装置，原因（我施加给肌肉的力量）和结果（我胳膊移动的位置）有着直接的关系。如果工程师了解这种力量，他就能准确地预测出胳膊移动的位置。

　　但是，这也存在反演问题。如果我想要胳膊停留在某

---

　　①　与这个讽刺的例子类似，丹·施佩贝尔（Dan Sperber）和戴德丽·威尔逊（Deidrie Wilson）详细地分析了我们如何理解修辞的问题。

个特定位置，那么我应该施加什么力量呢？对于这个问题没有确定的解决方法。我能够遵循不同的路径和不同的速度，但仍然可停留在相同的位置。很多——其实有无数种——不同的施力可使胳膊到达我想要的最终位置。因此，我应该如何选择哪一种力量去实施呢？幸运的是，当我移动胳膊的时候，我没有意识到这个问题。我的大脑已经解决了这个问题。一些解决方案比其他一些方案要好，并且我的大脑非常擅长依据过去的经验选择一套最佳方案。①

当我们听字词时，要解决的正是这种同样的反演问题。同样的文字可以表达多种不同的意义，因而我们该如何选择最佳的意义呢？

关键的一点是，我们的大脑为了感知这个物质世界，在很早以前就已经解决了这一同样的问题。那些刺激我们感官的信号的意义（在这个例子中指原因）同样是模糊不清的。在这个世界上，很多不同的物体能产生相同的感知信号。二维的复杂线条图案在三维空间里看起来就像一个简单的立方体（见图 5.10 左上）。正如我们所看到的那样，当我们作用于这个世界时，我们的大脑通过猜测预知下一步将要发生的事情，以此来解决这种问题。我们预测中出现的错误能够

----

① 我们还不能准确地了解大脑如何确定要实施的最佳动作。最佳的动作可能是那种耗能最小的动作，或者可能是那种变化最少的动作。

让我们对猜测进行修正，直到我们对外界事物有一个正确的模型为止。用同样的方式，我们（或者更确切地说我们的大脑）猜测某人的目的可能是什么，然后预测他接下来将会做什么。同样，我们猜测某人试图要与我们交流什么，然后预测她接下来要说什么。

先验知识和偏见

那么，我们的猜测如何开始呢？在我们还没有获得任何有关他人的信息之前，我们就对他们进行猜测，这是对人们的过早判断，是偏见（prejudice）。在当下，偏见可能是一个贬义词，但是事实上，它对于我们大脑的功能来说至关重要。[①]偏见鼓励我们去开始我们的猜测——猜测结果的精确度有多高并不重要，只要我们能根据错误的反应调整下一步的猜测。举一个来自第五章的无关紧要的例子：当我们感知物质世界中的物体时，我们大脑总是预计光线来自上方（如图5.7所示）。这种偏见在我们脑中已通过进化得以建立。当我

---

① 早在神经科学家变成贝叶斯统计学信徒之前，伽达默尔就已经在他的诠释学（理解的理论）形成过程中恢复了偏见的名誉。他表明，我们的偏见（或者先验知识）帮助我们打开了通往理解的大门，而不是阻碍我们。

们的大脑观察人们移动的时候，它期盼他们花最小的力气就能够实现他们的目标（参见我在第六章描述的模仿研究）。这也是一种与生俱来的偏见。这些偏见促使我们开启猜测和预测的循环，通过这种循环，我们脑中关于世界的模型变得越来越精确。

我们天生就有偏见的倾向。我们所有的社会互动都以偏见开始。这些偏见的内容是通过我们与朋友、熟人的互动，以及通过传闻获得的。在聚会上，我和同事之间的聊天与我和非科学家们之间的聊天有很大的不同。对于我的同事，我预计有许多事情我的大脑想象他们都已经知道。彼此之间有如此多的共享知识，因此我能够使用所有关于刺激、BOLD信号[1]和反应抑制（response suppression）的术语。但是，英文教授以一种完全不同的方式理解 BOLD 和反应抑制。我必须当心自己所说的话——她确信所有的心理学家都是弗洛伊德派学者。[2]

我们的偏见始于刻板印象（sterotypes）。对于陌生人，就他们的可能知识和行为而言，我能获取的第一条线索来自他们的性别。甚至 3 岁大的孩子也习得了这种偏见。他们期望男孩玩玩具卡车，女孩成为护士。

———————————

[1] 功能磁共振成像所检测到的血氧水平依赖信号。
[2] 这是我们的叙述者中一个令人遗憾的偏见表现。

测量孩子们的偏见

这里有两个孩子，一个是杰克（Jack），另一个是雀洛（Chloë）。这两个孩子中的一个拥有四辆他们玩的玩具卡车。哪一个孩子玩玩具卡车呢？

这里有两个孩子，一个是艾米莉（Emily），另一个是欧文（Owen）。当他们长大后，这两个孩子中的一个会成为护士。哪一个孩子会成为护士呢？

这里有两个人，一个是艾拉（Ella），另一个是乔纳森（Jonathan）。这两人中的一个做好了晚餐，然后又打扫了厨房。哪一个人做饭并打扫厨房了呢？

社会刻板印象决定了我们和不了解的人交往的起点，促使我们对这个人的意图做出最初猜测。但是，我们知道这些刻板印象非常不成熟。我们根据有限的知识做出的这些猜测和预测非常不好。一旦我们注意到某人和我们的朋友、熟人在某些方面不一样，我们的大脑就会预期和他们交流会更难。什么是我们共享的知识？我们的大脑对此更没有把握。因此，要预测对方将做什么、说什么显得更加困难。当然，在我们尝试与那些不同于我们的人交流时，我们交流的方式势必会发生微妙改变。

他接下来会做什么？

这是与预测有关的问题。我基于要是我处于相同的情形我会怎么做来预测你将要做什么。因此，如果你和我不一样，我的预测可能就是错误的。

我们非常善于识别自己的行动，因为我们能预测接下来会发生什么。钢琴家通过观看几个月前拍摄的、仅显示手和琴键的录像就能识别出那是他们自己在弹琴，即使录像没有声音，也消除了弹奏节拍的差异。如果看见一个开始动作，我们就能预测接下来将发生什么。如果只看见一个开始扔飞镖的动作，我们就能预测它会落在哪里。但是，如果正在观看自己扔飞镖的录像，我在这方面就会做得好得多。当面对和我非常相似的人时，我的预测结果最佳（如图 7.2 所示）。

在聚会上，我看到一位物理学荣誉教授，我猜测他想喝点什么。我预测他下一步将要做什么。我的大脑在进行一种虚拟模仿。"如果我想喝点什么，这就是我打算要做的。我会拿起杯子。在从现在算起的恰巧 950 毫秒里，我的手指会紧紧抓住它。"这非常适合我自己的动作。但是其他人可能会做出一个稍微不同的动作。如果他们又老又累，那么我的预测可能会很不准确。

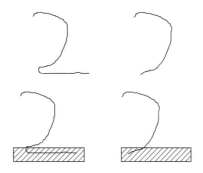

图 7.2　我们对自己动作的预测比对他人动作的预测更好

　　这幅图显示的是作者糟糕的手写数字 2 和半圆。通过观察笔的移动，你能否预测这一笔是将完成的数字 2 还是半圆？但是只有当你观察的是你自己书写动作的录像时，你才能预测得很好。

　　资料来源：Knoblich, G., Seigerschmidt, E., Flach, R., & Prinz, W. (2002). Authorship effects in the prediction of handwriting strokes: Evidence for action simulation during action perception. *Quarterly Journal of Experimental Psychology, Section A, 55*(3), 1027–1046.

传染性

　　在我的大脑创建的诸多错觉中，另有一种是我的自我感。我感觉自己是不断变化世界中的一座稳定岛屿。英文教授则变化无常，不可救药，上一分钟还富于同情心，下一分钟就变得挑剔易怒。我和她有很大的不同，但是我还是会禁不住受她心情改变的影响。她具有传染性，我忍不住要模仿她。

　　并不仅仅是她，每一个人都是这样。我们已经在第六章讨论过共情——我如何自动共享你体验到的情感。这使得我更像你。我也已经告诉过你，你的大脑如何自动模仿你看到的人正在实施的动作。观察一下正在全神贯注交谈的两个人，你会看到他们的动作渐渐变得同步——同时交叉或打开双腿，几乎同时互相前倾。当和别人交流时，我们会模仿他们。我们变得更像他们。

甚至我们不需要看见人，传染也会发生。一个学生去社会心理实验室测试他的"语言能力"。他必须把随机的单词表变成句子。没有人告知他，大部分单词与对老年人的刻板描写有关："忧虑""佛罗里达"①"老迈""孤独""灰色"等。事实上，实验者对测量语言能力并不感兴趣，而意在测量当这个学生离开实验室走回电梯时的动作有多快。那些被"老龄"词刺激填鸭过的学生走得更慢。他们的行为举止就像一个上了年纪的人一样。他们甚至都没有意识到他们正在这样做。

即使你只是在脑中想象其他人，他们也会有传染性。你的事先判断和你对他们行为的观察，会自动使你在一段时间内变得更像你正在互动的那个人。这样，你就更容易预测他们下一步要做什么或说什么。

---

① 美国佛罗里达州以"养老圣地"而闻名。——译者注

交流不只是说

但是，预测某人下一步将要做什么是如何解决交流问题的呢？无论我猜测和预测得有多么好，我变得和你有多么相似，我也绝不可能直接比较我心中的意义和你心中的意义。因此，我如何能确定它们是否一样呢？

记住，心智的问题没有什么特别的。当我看见花园里的一棵树时，我的心智中并没有这棵树，那只是我的大脑构建的一个树的模型（或表征）。这个模型则是通过一系列的猜测和预测建立起来的。同样，当我尝试告诉你一些事时，我的心智中没有你的观点，但是我的大脑能够再次通过猜测和预测，在我的心智中构建一个你的观点的模型（或表征）。现在，我的心智中有两样东西：（1）我的观点；（2）我构建的关于你的观点的模型。我能直接比较它们。如果它们相似，我就可能成功地把我的观点传递给你。如果它们不同，我就一定做不到。

如果我对你下一步将要做的事预测得不太正确，我就知道我的交流失败了。但是，这一过程并没有到此结束。如果我知道交流没有成功，我就会改变交流的方式。我也会得到应该如何改变交流方式的线索。把我的观点以及我关于你的观点的模型做比较，我就会发现它们是不同的。这就是预测的错误。但我也能看到错误的性质。我的观点以及我关于你的观点的模型的差别到底在哪里呢？预测错误的性质告诉我如何改变我的交流：哪一点是我应该强调的，哪一点是不重要的。我不能仅仅根据字词的含义选择要说的话，还应该挑选适合我正在交流的那个人说的话。和一个人聊得越多，我就会越清楚什么话题适合聊——就像看得越多，就越明白如何更好地感知周围的世界。

教不只是一种被模仿的示范

当我们和别人交谈时，通过构建对方的心智模型，我们能够调整和他们交流的方式，能够考虑他们所知道的和他们有能力理解的东西。因为人们的知识和能力水平有高有低，所以我们不能用同样的方式和每一个人交流。这一点似乎很明显，但是有一些令人惊讶和微妙的交流方式是在我们没有认识到的情况下发生的。

母亲在和她的宝宝说话时会用一种特别的声音。她会用**婴儿语或母亲语**（motherese）①，也会用一种特别的声音和她

---

① 父亲语（fatherese）似乎和母亲语不一样，但对它的研究要少多了。

的宠物猫说话。但是这两种声音之间有微妙的差别（见图
7.3）。不论是针对她的宠物猫还是针对她的宝宝，母亲都会
以一种更高一点的音调说话。这种特别的声音和宝宝以及猫
的声音更相似，因为猫和宝宝都比她小，并且较小的生命体
的音调都比较高。但只有对自己的宝宝说话时，母亲才会夸
大元音发音的区别。她会把 sheep、shoe、shark 中 ee、oo、
ah 发音的差异变得更大。这种"元音区间的延长"使说话方

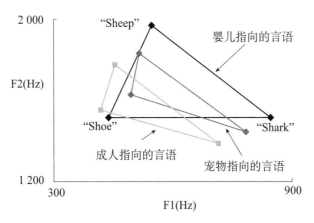

图 7.3　母亲们如何教她们的婴儿（而不是她们的宠物）说话

诸如 sheep 中的"ee"、shark 中的"ah"、shoe 中的"oo"等元音，
可以用两种频率（F1 和 F2）来表示。不同的元音发音可以被放到一个由
F1 和 F2 定义的元音区间。当母亲们和她们的婴儿说话时，她们全使用一
种被称为"母亲语"的特殊语言。她们夸大元音发音，以使它们在元音区
间中分得较开。这有助于婴儿识别他们母语中元音之间的不同。母亲们也
会使用一种特殊的声音和她们的猫说话，但在这里她们并没有夸大元音，
只是以一种比平常更高的音调说话。

资料来源：Burnham, D., Kitamura, C., & Vollmer-Conna, U. (2002). What's
new pussy cat? On talking to babies and animals. *Science, 296*(5572), 1435.

式变得夸张，让母亲所说的这种特定语言的区别性特征更为明显。

宝宝通过模仿她的母亲学习母语的发音。母亲通过制造这种夸张的讲话，使她的宝宝更容易学会母语。当她和她的猫说话时，母亲的语言不会这么夸张。她知道猫不想学语言。

通过模仿来学习并不只是人类独有的本领。山地大猩猩喜欢吃荨麻。这种植物营养丰富，但是它有刺，要吃它并不容易。山地大猩猩掌握了一套复杂的技能，从而能够避免被刺伤。它们把荨麻的叶子从茎上剥下来，然后用叶子将利刺裹在里面，匆匆放进嘴里，以避开敏感的嘴唇。年幼的大猩猩通过观察它们的母亲学习这一技能。但是，大猩猩母亲和人类母亲有至关重要的区别，它们没有兴趣鼓励自己的孩子学习。当年幼的大猩猩在观察时，它们不会试图通过改变剥荨麻的过程帮助孩子学习。①

当人类母亲和婴儿互动时，交流循环是完全闭合的。不只是人类母亲对婴儿正在做的事感兴趣，婴儿也知道母亲什么时候感兴趣。婴儿喜欢听母亲语而不是大人的谈话，知道

---

① 迪克·伯恩（Dick Byrne）一直在研究大猩猩吃荨麻之前的准备过程以及这种技能是如何被模仿的，他干得很出色。但他没有对教学的缺失这个问题进行评论。对此，我是从其他研究推测出来的。这些研究表明，当年幼的大猩猩对它们母亲正在做的事表现出高昂兴致时，大猩猩母亲对孩子们正在做的事却毫无兴趣（另见第四章第 129 页脚注）。

母亲语是对他们讲的。当一个婴儿看见她妈妈把平底锅掉在地板上，并听到她说"讨厌"时，婴儿不会认为平底锅的名字是"讨厌"。[①]这个婴儿知道什么时候她妈妈是在教她认识东西的名称。

闭合循环

当你读这本书时，你会对我说的话做出反应，但是你的反应对我没有任何影响。这种交流是单向的过程。面对面的交流是双向的，你一边听我所说的话一边对此做出回应。但是，反过来，我也会对你的反应做出反应。我把这个过程称作"闭合循环"（closing the loop）。

在大部分时间里，面对面交流运行得很有成效，这是它最令人惊奇的地方。因此，失败的交流可能非常滑稽，这也是双人喜剧的主要表现形式。想一想格劳乔·马克斯（Groucho Marx）和奇科·马克斯（Chico Marx）之间所有那些奇怪的交流。

---

① 但是有孤独症的孩子会出现这种情况，例如保罗。一天，他妈妈在厨房干活时背诵童谣"Peter, Peter pumpkin eater"，突然她掉了一只平底锅。从那以后，保罗一看到任何像平底锅的东西，就会重复地念"Peter eater"。

格劳乔：现在，这是一个半岛，有一座高架桥可以通往大陆。

奇科：为什么是一只鸭子？

格劳乔：我还好。你怎么样啊？

20世纪70年代英国喜剧的代表人物是罗尼·巴克（Ronnie Barker）和罗尼·科比特（Ronnie Corbett）。他们的电视小品秀《两个罗尼》（The Two Ronnies）播出了15年。在这个节目停播十年后的1999年，其中的《叉柄》（Fork Handles）被投票为历年来最佳喜剧。[①] 这种双人互动充分诠释了交流的模糊性，并阐明了如何通过闭合循环解决这种交流问题。

叉柄：两位罗尼先生（终于）闭合循环

［在一个五金商店，身穿工作服的罗尼·科比特站在柜台后面，他刚刚招呼完一位顾客。］

科比特［轻声说］：拿好，请慢走。

［巴克走进商店，穿着一件肮脏的内衣，戴着一顶无檐小便帽。］

巴克：叉柄（Fork 'andles）！

科比特：四根蜡烛（Four candles）？

---

① 在2005年，它被投票为英国历年来最佳喜剧的第三名。

巴克：叉柄。

［科比特走向一个箱子，然后取出四根蜡烛，放在柜台上。］

巴克：不，叉柄！

科比特［一头雾水］：给你啊，四根蜡烛！

巴克：不，叉柄！叉子的手柄（'Andles for forks）！

［科比特把蜡烛拿开，然后转身拿了一个叉柄，放在柜台上。］

科比特［咕哝道］：叉柄。我还以为你说的是"四根蜡烛！"。

巴克：有插座吗？

科比特：插座。什么样的插座？

巴克：橡胶的，卫生间里用的。

［科比特拿出一箱卫生间专用插座，放在柜台上。］

科比特［挑了两个不同型号的插座］：什么型号的？

巴克：十三安培！

…………

巴克努力表达他想要的"叉柄"（Fork 'andles）。科比特为了确定他听到的是否正确，重复了一遍"四根蜡烛"（Four candles）。巴克听成"叉柄"。一切看起来都还好。科比特拿来四根蜡烛。巴克明白他对科比特下一步将要做什么（拿来叉柄）的预测是错误的。他没有表达好他的要求，于是改变了交流方式——"叉子的手柄"（'Andles for forks）。成功了！科比特依据预测拿来了叉柄。

彻底闭合循环

我们和别人面对面的交流并不是一个从我到你的单向过程。你响应我的方式改变着我响应你的方式。这就是一个交流循环。另外，并不只是我会根据我关于你的观点的模型来试图预测你接下来说什么。你也在你的心智中有一个关于我的观点的模型。你也在努力预测接下来我会说什么。你也会改变你说的话来表明你关于我的观点的模型并不能完全有效地预测我将要说什么。

这种交流和我与物质世界之间的互动有很大的不同。物质世界对我尝试解释它绝不关心。但当两个人面对面互动时，他们之间意义的交换是一种互相合作。信息的流向不是单向的。即使我的目的是传递一个观点给你，最终传递给你的观点也会不可避免带有你个人的色彩。意义就像一个引力场。月亮绕着地球转，但是它的存在也会影响地球的运动。

成功交流的关键点是，我关于你的意义的模型和我自己的意义要相吻合，并且我不再需要向你说明还有什么问题。同样重要的是，与此同时，你关于我的意义的模型和你自己的意义也要达成一致。如果彼此都达到这一点，交流就成功了。[①] 通过建立关于精神世界的模型，我们的大脑已经解决了如何进入他者心智的问题（如图 7.4 所示）。正是这种创建精神世界模型的能力界定了人类和其他物种的区别。如果不能创建和共享关于这个世界的精神模型，诸如语言和文化这样的东西就不会存在。

知识可以共享

我们创建精神世界模型的能力开创了一种改变他人行为的全新方法。在物质世界里，行为可以通过奖惩来改变。我们会停止做那些让人痛苦的事，重复那些使人愉悦的行动。通过疼痛和愉悦，我们能改变他人的行为——我们就是这样训练动物的。但是在精神世界里，行为是通过知识来改变的。我带伞不是因为现在在下雨，而是因为我相信今天下午

---

① 在大部分互动中，我们根本没觉察到所有这些过程。这是因为人们料事如神，还是因为我们没有意识到理解的复杂性呢？

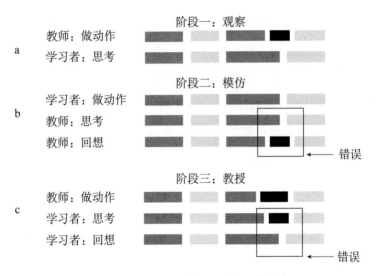

图 7.4 我们如何了解他者心智的隐藏状态呢？

a. 教师使用五种不同的控制状态做了一个复杂的动作。学习者观察并努力
从这个动作中"读出"这些控制状态。他没有读出第四种。

b. 学习者只使用四种不同的控制状态模仿这个动作。教师观察并从这个动作
中"读出"这些控制状态。她只看到四种控制状态。她记得自己用了五种
控制状态。她识别出了她所认为的学生意图和她自己意图之间的差异。

c. 教师做动作，并夸大学习者没能读出的控制状态。学习者现在正确读出
了这五种控制状态。他记得他只使用了四种控制状态。他识别出了他所
认为的教师意图和他自己意图之间的差异。当下一次做动作时，他就会
改正这个错误。

晚些时候会下雨。我们也可用知识来改变他人的行为。设想
一下在澳大利亚一片偏僻的海滩，那里的海域有很多箱水
母。在多次被水母蜇痛后，你吸取了教训，知道不能再去那
片海域游泳。然后，一旦你已经了解这种情况，你就可以竖
一块"当心箱水母"的标志牌，其他游客就不会在这片海域

游泳了。通过传递你的知识，他们可以从你与他们共享的经验中受益。

经验的共享并不仅限于文字。当我告诉你我的经验，你的大脑将会发生改变，就像你之前也有过同样的经验。我们可以用巴甫洛夫的条件作用技术来说明这一点。恐惧条件作用就是这样一个范例。无论你什么时候受到让你疼痛的电击，大脑中多个区域的活动都会增强。根据巴甫洛夫的术语，电击是无条件刺激，脑活动是无条件反应。

这种过程不存在学习。在我们第一次经历电击的时候，它就会导致大脑和身体发生变化。在恐惧条件作用范式中，一个可见的信号（红色方块，条件刺激）会在电击之前出现在显示屏上。在经历红色方块和电击之间几次这样的配对试次之后，被试（无论是小白鼠还是人类志愿者）将开始对红色方块产生恐惧的反应。这种恐惧反应的表现之一是杏仁核的活动增强。[①] 由电击造成的这种恐惧已经附着于这一任意的视觉线索（如图 7.5 所示）。

但是，还有一种方式可以把恐惧和红色方块联系起来。这种方式只在人类志愿者身上才有效。我告诉新来的、无经验的志愿者：红色方块过后，紧跟着会有一次电击。在被告知这些之前，他们对红色方块不会有恐惧反应。而在被告知

[①]　正如你将会记住的一样，在颞叶前部有一小块复杂的区域。它在对物体赋值（美或丑）方面起着关键作用（见图 2.4）。

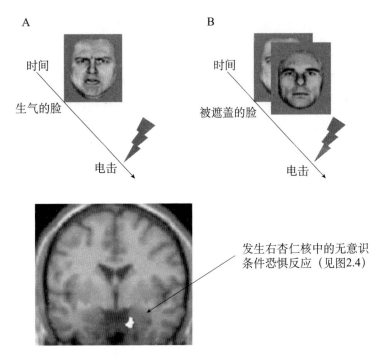

图 7.5　无意识的恐惧条件作用

　　如果这张脸出现之后紧跟着一次电击，这样重复几次之后，你将会对这张脸产生恐惧反应（条件反应）。即使由于这张脸被遮盖你没有觉察到你在看它，恐惧反应也会发生。

　　资料来源：Morris, J. S., Ohman, A., & Dolan, R. J. (1998). Conscious and unconscious emotional learning in the human amygdala. *Nature, 393*(6684), 467–470; Ekman, P., & Friesen, W. V. (1976). *Pictures of facial affect*. Palo Alto, CA: Consulting Psychologists.

这一信息之后，他们立即对红色方块产生恐惧反应，包括杏仁核活动增强。我关于在红色方块过后将会出现痛苦电击的体验已经在另一个人脑中引发了恐惧。

知识就是力量

"在那个实验中恰巧存在一处纰漏，"英文教授说，"我不相信你确实亲身经历了电击。你只是电击了你的志愿者，而不是你自己。你并没有共享你的体验。你只是在告诉他们，他们将会被电击。"

从某种意义上说，她是错的。我一直想弄清楚，我的志愿者作为被试在尝试我的实验之后会是什么样子。当然，从更为重要的一个方面来说，她是对的。我们向人们说什么并不需要体验的结果，甚至不需要是正确的。

通过向人们提供虚假知识，我们能够控制人们的行为。我能够找到一片美丽而安静的澳大利亚海滩，而且它绝对安全。在那里，我竖上一块写着"当心箱水母"的标志牌。这块标志牌提供的是虚假知识。但它对我有用，因为它能让其他游客远离这里。

我们知道人的行为是受人的信念控制的，即使这些信念是虚假的（如图 7.6a 和图 7.6b 所示）。而且，我们很快了解到我们能够通过给予其他人虚假的信念控制他们的行为。这就是交流的黑暗一面。

行为能受信念控制，即便这些信念是虚假的，意识不到

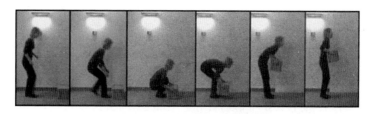

图 7.6a 读取隐藏的意图

人们做了很多实验以研究哪些脑区参与了心智读取（reading mind）。志愿者躺进扫描仪，阅读那些持有虚假信念的人的故事，或者看那些角色被嘲笑或受欺骗的动画片。在这个过程中，有两个脑区一直很活跃：后颞上沟和内侧前额皮层。但是，我们对这两个脑区真正的活动知之甚微。

朱莉·格雷兹（Julie Grèzes）开发了一种简单但效果很显著的方法来研究心智读取。她录制了人们举起不同重量箱子的动作。当观看这些录像的时候，你很容易就能估算出人们正在举的箱子有多重。你是通过观察人们移动的方式做到这一点的。心智读取并没有参与其中。在一些情形下，录像中的人们被告知箱子很重，其实箱子很轻。这时，观看录像就不容易估算出箱子的重量了，但你也能从他们的动作中分辨出来，因为那些录像中的人**误以为**箱子很重。如果箱子的重量比他们预计的要轻，箱子抬起来就会快一些，他们得调整他们的姿势。此时此刻，你这位观察者正借助录像中的动作进行心智读取——去发现录像中的人对于箱子重量的相信程度。

在另外一些情形下，录像里的人被告知当箱子很轻的时候要**假装**箱子很重。在这个例子中，他们通过他们的动作把一些东西传递给观看录像的人。他们努力使你这个观察者认为箱子比它实际的重量要重。这也是不容易的。但是，由于格雷兹博士招募来录制录像的这些人是神经科学家而不是哑剧表演艺术家，你就能发现他们什么时候是在努力尝试欺骗你。这就是心智之间的真实互动——你正在努力读取那些要向你的心智传递虚假信念的人的心智。

资料来源：Grèzes, J., Frith, C. D., & Passingham, R. E. (2004a). Inferring false beliefs from the actions of oneself and others: An fMRI study. *NeuroImage, 21*(2), 744–750; Grèzes, Frith, C. D., & Passingham, R. E. (2004b). Brain mechanisms for inferring deceit in the actions of others. *Journal of Neuroscience, 24*(24), 5500–5505.

在志愿者观看图7.5a所示录像的时候，研究人员对他们的大脑进行了扫描。录像中的人错误地估计了箱子的重量，或者他们试图误导观察者对箱子重量的估计。当箱子比预计要轻，或者录像中的人尝试欺骗观察者的时候，他们就做出了异常的动作。而当志愿者看到这些异常动作时，后颞上沟就变得更加活跃。这个区域可能和对动作的精细分析有关——所分析的这些动作能向我们提供了解别人意图的线索。

右半球，
外侧面视角

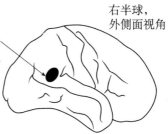

左半球，
内侧面视角

当观察者认为演员被误导或者演员正在试图做欺骗动作的时候，内侧前额皮层的活动加剧。但是这种活动发生在不同的地方。

当演员被认为在做**无意的**动作时，这种脑活动恢复到平时状态。

当演员被认为在做欺骗动作时，这种脑活动加剧。

图 7.6b　读取隐藏的意图

资料来源：Grèzes, J., Frith, C. D., & Passingham, R. E. (2004a). Inferring false beliefs from the actions of oneself and others: An fMRI study. *NeuroImage, 21*(2), 744–750; Grèzes, Frith, C. D., & Passingham, R. E. (2004b). Brain mechanisms for inferring deceit in the actions of others. *Journal of Neuroscience, 24*(24), 5500–5505.

这一点，蓄意的骗局和谎言就不可能产生。有孤独症的人似乎缺乏这种意识，他们没有欺骗的能力。乍一想，孤独症患者没有撒谎的能力似乎是可爱的、值得拥有的品质。但是这种品质是交流失败的部分原因，它也使孤独症患者看起来显得有些粗鲁和执拗，难以沟通。这常常会让他们变得孤独，没有朋友。事实上，友好互动正是通过经常使用有时候掩饰我们真实感受的小骗术和委婉推辞得以维持的。

有关孤独症的另一个极端例子来自患有妄想型精神分裂症的人，他们能够觉察到我们中其他人觉察不到的意图。对一个有妄想症的人来说，每一句话都是谎言，或都隐含着需要解读的意义。敌意会被理解成善意，而善意会被理解为敌意。一名妄想症患者听到有声音说"去死吧"和"他是个蠢货"。他会认为，这两个声音是慈悲的神灵让他去一个更好的世界。另一名妄想症患者听到有声音说"小心"和"加油"。他会认为，这些是"我曾经的邻居——有魔法的巫婆们在惩罚我"。

这种对于他人意图和感受的超意识（hyperawareness）是如此强烈，以至于压倒一切。

> 一个陌生人走在街上对于我来说是一种我必须解读的信号。有轨电车匆匆驶过，车窗里的每一张脸都深深地印在我的脑海里。他们都在关注着我，

向我尽力传递某种信息。……这种对人或真实或想象的感受，令人非常痛苦。想象一下一个正在穿越马路的陌生人都知道你灵魂最深处的秘密，那是多么令人不安啊！我确定办公室里我右边的那个女孩在嫉妒我，感觉我左边的那个女孩想成为我的朋友，而我却使她沮丧。……当满腹疑虑的打字员进入我的办公室时，我所产生的强烈感受［这些印象］使得空气也噼啪作响。在这样一种根本无法忍受的艰难情形下工作，我只好退离得越来越远。

在这样一种状态下，暂时不可能和他人进行心智交流。这种关于他者心智的生动体验不再和现实一致。像孤独症患者一样，妄想症患者也是孤独的。

真相

在遥远的过去，我们的祖先也是孤独的。他们构建了关于物质世界的模型，但是不能和其他人共享。在那个时代，真相和这些模型无关。模型是不是现实世界的真实反映，这也没有关系。关键是这个模型是否能有效地预测接下来会发生什么。但是，一旦能共享我们关于物质世界的模型，我们就能发现别人的模型和我们自己的稍有不同。一些人是专家，他们对这个世界的某些方面明显拥有更好的模型。通过将诸多人的模型集中在一起，我们就能构建一个新的模型，这个模型比任何单个人构建的模型都要好。我们关于这个世界的知识不再只源自单一的人生——知识是代代相传的。

虚假的模型也能够被共享吗？紊乱的大脑会构建出一个关于物质世界或精神世界的虚假模型。这样的大脑能创造幻影，或者在没人说话的时候听到人声。但是，关于现实世界的虚假模型不容易被共享。我不会听到在你脑中产生的声音。如果有一种奇特的体验，我会通过共享来确定它。"你听到一阵奇怪的铃声了吗，或者只有我听到了吗？"

关于精神世界的虚假模型不容易被确定。有时候，这些虚假模型能成功地和别人共享。在感应性精神障碍（*folie à deux*）的例子中，两个人或更多的人可共享同样的精神病性妄想。

> 一位 43 岁的家庭主妇兼作家在严重的焦虑状态下被送往医院。她的病历显示她有着长达 10 年的妄想，她一直认为在文学世界里有一场阴谋。她的丈夫和三个青春期的孩子共享了这些观念。她被初步诊断为精神分裂样精神病。患者对药物治疗响应很快。孩子们和她的丈夫在两次探访后认为，他

们一致误诊了病人"过分剧烈的想象"。

只要关于文学世界的虚假模型存在于这个家庭，"正常"的家庭成员就会相信它是真的。但是，一旦他们在家庭之外谈论他们的观念，真相的缺失旋即变得一目了然。

但是，当虚假观念为较大的群体所共享时，真相就会变得更加脆危。"琼斯镇惨案"就是这样一个例子。

> 1978 年 11 月 18 日这一天，在圭亚那密林深处清理出来的一小块土地上，吉姆·琼斯（Jim Jones）牧师命令他的 911 个信徒喝下含氰化物的药剂自杀，他们全部照做，无一违抗。

吉姆·琼斯是一个邪教团体的超凡领导者，几乎就是一个疯子。相传，他得过一种神秘的昏厥症，听从过外星人的指令，接受过信仰治疗，还有过核浩劫的幻觉。他领着他的追随者走进圭亚那密林深处，在那里建立了一个与世隔绝的社区。社区里的人活在对未知敌人和破坏者的恐惧之中。敌人可能会悄悄地潜入，然后残忍地杀害他们。一位美国国会议员来访，调查后宣布，人们违背自己的意愿，受制于这个社区。随后，集体自杀的悲剧发生了。

集体自杀后，一卷磁带被发现。这卷磁带被认为真实记录了吉姆·琼斯最后的演讲。下面是那次演讲的一个片段。

琼斯：全都结束了。国会议员被谋杀了。是的，一切的一切，全都结束了。遗产，多好的遗产呀！看红色旅（Red Brigade）都做了些什么？他们侵犯我们的私有权，入侵我们的家园。他们尾随我们到 6 000 英里之外。红色旅向他们显示正义。国会议员死了。

请给我们一些药。很简单。很简单。喝了它不会抽搐。就这么简单。请喝了它。趁现在还不太迟。我告诉你们，GDF20[①] 将来这里。快点，快点，快点。

女人：现在。现在就做！

琼斯：不要害怕死亡。你将看到，会有一些人到达这里。他们将折磨我们的孩子，折磨我们的人民，折磨我们的老人。我们哪能容忍这些？

我们的大脑有能力让心智之间交流——既能带来恐惧也能传播有益的思想。我们都知道被虚假的信念欺骗是多么容易，至少大致是这样。[②] 我们的精神交流是由我们的大脑创

---

① 圭亚那国防军。

② 赢得英国国家彩票的机会大概是 1/14 000 000。这比在当周彩票大奖开奖之前死亡的风险要小得多。那么，你需要在开奖前多久购买彩票，才能使得中奖的概率大于在这段时间死亡的概率？根据约翰·兰彻斯特（John Lanchester）在小说《菲利普斯先生》（Mr Philips）中给出的幽默描述，答案大约是三分半钟。尽管如此，我们中的许多人仍然认为买彩票是值得的。

建的信念组成的。但我很乐观。整个社会很少有人像琼斯镇的人一样全身心地信奉虚假的信念。而且，信念不像金钱之类的东西那样随意。我们的信念是关于这个世界的模型，并且外在现实世界是我们的模型的黄金标准。最终，虚假信念总是会被丢弃，因为它们做出了糟糕的预言。

我相信真相就在外部世界那里。只要我们有方法表明，一个关于物质世界的模型比另一个模型运行得更好，我们就有望开发出一系列越来越好的模型。尽管从数学意义上看，这个系列是无限的，但是真相——世界真实的样子就在这个系列的最后涌现。到达这一真相就是我们的科学计划。建立关于世界的模型，根据这些模型进行预测，再利用这些预测错误创建更好的模型，以此往复，科学得以进步。现在，科学正在揭示，我们的大脑如何使用这一相同原理来获取关于这个世界的知识。我们也开始理解，我们的大脑如何创建关于精神世界的模型。正是通过共享这些精神模型，这个科学计划才成为可能。

"我可能已经猜到了，"英文教授说，"你把**科学**归结为人类成就的顶峰。"

真是如此。我热爱科学，但是还有其他的顶峰。

我们能够共享关于这个世界的精神模型以及建立混合的、更好的模型，甚至还有比这更非凡的能力。那就是，有一些非同寻常的人，即便我们从来没有和他们打过照面，也从没和他们闭合交流循环，他们也能超越时间的界限把他们的经历传递给我们。

我们可能永远也无法为李商隐的诗《锦瑟》找到"正确"的翻译，但是我们能够感受到他对那份失去的无望爱情的丝丝悲怨。

或许，我们从未经历过海上风暴，但当欣赏透纳的画作《暴风雪——汽船驶离港口》（见书后彩图7）时，我们能了解那种经历。为了画这幅场景，透纳说："我让水手把我绑在船桅上观察暴风雨；绑了四小时，我没打算要逃跑，我如果打算逃跑的话，就不会把暴风雨记录下来了。"透纳毫不怀疑；他能把他的经历描绘下来，而且我们能得以共享。

"你永远也不能进入我的内心。"英文教授说。

"为时已晚。"我回答道。

"回去睡觉。"她说。

通过创建关于他者心智的模型（大脑用同样的方法创建关于物质世界的模型），我的大脑使我走进一个共享的精神世界。通过与他人共享我的精神世界，我也能够从他们的经历中有所获益，并采纳更好的他者模型。在这一过程中，真相与进步得以涌现；但是，欺骗和集体妄想也一样会随之涌现。

尾 声 ||||
我和我的大脑

正如嵌入物质世界一样，我们也嵌入他者的精神世界。与我们交流的任何人都在形塑着我们当前的所做和所想。但这并不是我们自我体验的方式。我们是作为有我们自己心智的主体进行自我体验的。这是我们的大脑所产生的最后错觉。

克里斯·弗里思和我

当提笔开始写这本书的时候，我并未期望在寻找证据的旅途中会有朋友结伴而行。我在本书一开始提到的学术聚会中找到了志同道合者，他们和我一起完成了剩下的几章内容。现在这些同伴都离开了。英文教授和物理教授，连同他们关于科学的截然不同的观点，随着本书的完成也都化为乌有。他们和他们的世界只存在于这些页面之中。而且，在这一旅途中，那个对英文教授的态度改变得如此彻底的叙述者同样不复存在。像"接下来会发生什么？"这样的问题也不会再出现。对于他们来说，这都已经结束了。

但是，叙述本书并在最后一页消失不见的这个"我"和另外一个"我"——那个每天早上七点醒来并在每晚消失不见的克里思·弗里思，是没有什么不同的。我不能确定哪个"我"正在写最后这几页文字，但两种情形中的这个"我"都是由我的大脑创造的。

在整本书中，我都依照惯例对我和我的大脑进行了区分。因此，当对物体的感知和对行动的执行发生在未经思考或没有意识到的情况下时，我会说这是我的大脑所做的。但是，对于那些有意识的体验、行为或者决定，我会说那是"我"做的。但我并不是一个二元论者。这个有意识行事的"我"也是由我的大脑创造的。

搜寻脑中的意志

因此，在我脑中是不是存在一块对应于这个"我"的区域呢？脑中的这个区域决定了做什么，并告诉其他脑区如何去做。假如真的存在这样一个区域①，它就是发出自上而下控

---

① 脑解剖学家泽米尔·泽基曾向我指出，脑中不存在这样一个专门进行自上而下控制的区域。他说，这是因为不可能存在神经元在其中只输出信号而不接收信号这样的区域。

制信号的源头；这种信号源可以激发大脑中的面孔区，这样我就能在实际上没有出现脸的情况下想象看到一张脸。

在我刚接触到一台脑扫描仪时，我做的第一个实验就是试图在脑中定位意志。这是一个非常简单的实验，因为我们把所有的研究预算都投在了这台扫描仪上。在大部分实验中，参与者只需简单跟着指令做："每次举起被碰触的那根手指"。我们将之称作**刺激驱动**（stimulus-driven）行为。刺激（碰触）激发了触觉系统。联合系统将这一触觉信号转换为一种动作（举起被碰触的那根手指）。最后，运动系统执行了这一动作。在扫描仪上，我们可以看到哪个脑区参与了对这一刺激的识别和反应。

但是，在我的实验中，我希望参与者行使自己的自由意志。他们必须自己决定做什么，而不是他人授意，我们将此称作**意志性**（willed）行为。与此同时，在良好控制实验的严格限定条件下，他们必须做出行为反应。因此，面向意志性行为的实验指令可以表述为："当你的手指被碰触时，举起你想举起的任何一根手指。"① 为了完成这项任务，大脑必须进行一个额外的步骤。仅仅刺激触觉系统、联合系统和运动系统是不够的。现在，大脑的某些区域必须决定举起哪根手指。这个简单实验背后的构思是：当我对刺激驱动行为和

---

① 只有右手的第一和第二根手指参与到了这个实验中。

意志性行为进行比较时，我应该会发现，做出自由选择决定的是哪些脑区。令人惊奇的是，这个实验表明，当参与者必须自己做出选择性回应时，脑中的一个区域（即背外侧前额皮层）比只是简单执行一项指令性回应时要活跃得多（见图 8.1）。

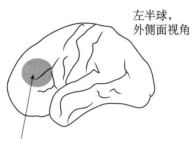

左半球，
外侧面视角

当志愿者在不得不自己决定做什么的时候，背外侧前额皮层的活动会变得活跃。

图 8.1　这就是自由意志存在的脑区吗？

资料来源：Frith, C. D., Friston, K., Liddle, P. F., & Frackowiak, R. S. J. (1991). Willed action and the prefrontal cortex in man – a study with PET. *Proceedings of the Royal Society of London, Series B – Biological Sciences, 244*(1311), 241–246.

这就是意志存在的地方吗？其他许多实验表明，大脑前部的这个区域在选择该做什么事情方面起了非常重要的作用。如果人们的前额叶受到损伤，他们常常会变得冷漠和无动于衷。或者，他们也有可能变得非常冲动，很容易屈服于任何的诱惑。无论是哪种情况，这都说明了一个基本的问题。他们再也不能对自己的行动做出选择。他们要么什么也不做，要么对随之而来的下一个刺激做出反应。

但是，在我的实验中还有一个矛盾的地方：我要求志愿者通过我的扫描仪展现自由意志——除了做一个自由选择的反应，这个参与者别无选择。这是一种什么样的自由呢？

自上而下控制中的"上"在哪儿？

在第三章，我描述了本杰明·利贝所做的一个实验。在这个实验中，参与者无论在何时，当强烈感到想举起手指时，都应当这么做。在这个案例中，参与者无须选择举起**哪**根手指，而是选择在**何时**举起，但这个时间的选择是自由的。在这里，我们再一次发现了自由执行一项**指令**的矛盾性。从某种程度来说，这种自由是虚假的。虽然实验者并没有这么说，但对参与者要做什么却有一些限制。每个参与者都能直觉到，假如半小时之后他们没有举起手指——即使是"因为强烈的举手欲望从未到来"——利贝博士就会不高兴。①那么，"无论何时只要你感到有举起手指的强烈欲望就请举起你的手指"这一指令的真正含义是什么呢？为了做到利贝

---

① 据说作曲家卡尔海因兹·斯托克豪森曾经为管弦乐队写过一段乐谱，在这段乐谱里，有两小节要求乐队演奏者"任意演奏"。在第一次排练中，作曲家打断了演奏并说道："这根本就不是我想要的。"

博士真正想要的，参与者的自由选择便需要大打折扣。他们必须指示自己做出类似这样的表现："每次都将上次举起手指与下一次举起手指之间的时间间隔稍微岔开一点（但并不会差别太大），这样一来实验者就不能轻易预测出下次我将什么时候举起手指。"① 参与者并不是真正在做出有关行动的自由选择，而是在和实验者玩一项复杂的游戏。

那么，在这些有关意志的实验中，那些选择行动的自上而下的信号是从哪里来的呢？它是来自前额皮层这个所谓脑中的意志场所，还是说，通过施加于参与者的限制条件，它其实暗中来自实验者本身？

这取决于我们自己的视角。如果我们孤立地看待一个人或者大脑，前额皮层就是控制的根本来源。但是人们与他们的大脑很少是孤立存在的。孤立对于他们来说并非好事。在与他人互动的时候，人脑能精妙地协调。诸如意志、责任甚至意义这样的概念都来自这些互动。我在第七章已表明，一个心智与另一个心智之间的意义传递是如何取决于互动的。我们每个人都会推测别人将要说的内容，并以此调整自己的预测，直到彼此达成共识。因此，意义的最终达成取决于两

---

① 在该系列有关意志的一个实验中，我的同事马尔让·贾汉沙希（Marjan Jahanshahi）给出了这样明确的指令——"每隔 2~7 秒举起你的手指"。结果发现，激活的脑区与在要求参与者自己选择行动的实验中所观察到的相同。

个人，这与只取决于我们交谈的对象是略有区别的。意义产
生于心智之间的互动。

　　如果我们想了解这些互动的神经基础，只关注一个人的
大脑是没有用的。在他们互动的时候，我们需要研究两个大
脑（如图 8.2 所示）。这项研究工作只是刚刚起步。我们甚至
还不知道该怎样把来自两个大脑的测量结果整合在一起。

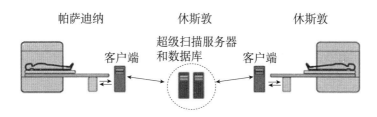

帕萨迪纳　　　　　　休斯敦　　　　　　休斯敦

图 8.2　双脑实验

　　如果我们想了解社会互动的神经基础，我们就需要同时记录两个人互
动时两个大脑的活动情况。当志愿者们在玩信任游戏时，里德·蒙塔古和
他的同事们将位于美国帕萨迪纳的脑扫描仪和位于休斯敦的脑扫描仪连接
起来。

　　资料来源：King-Casas, B., Tomlin, D., Anen, C., Camerer, C. F., Quartz,
S. R., & Montague, P. R. (2005). Getting to know you: Reputation and trust
in a two-person economic exchange. *Science, 308*(5718), 78–83.

小矮人

　　当思考大脑如何运转的时候，我们常常会陷入一种困
境：在我们试图要去解释的脑内又创造出另一个更小的

脑。在我的意志性行为实验中，我曾表明脑中的一个特殊区域——前额皮层参与了自由选择。不是我做出了自由选择，而是脑中的这个特殊区域为我做出了自由选择。但做出自由选择的只是我脑中一个小小的"我"。这个小小的我常常被称为小矮人（如图8.3所示）。然而，在这个小小的"我"里面是否存在一个更小的区域——一个更加遥远的"我"在真正地做出自由选择呢？

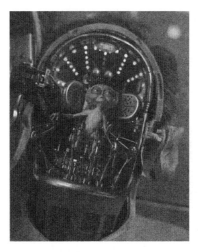

图8.3　小矮人

罗森堡（Gentle Rosenburg）脑袋里的这个小矮人来自电影《黑衣人》。

心理学家苦思冥想百般努力想消除脑中的这个小矮人。做出选择的并非单一区域，或许存在一个运用约束机制决定最终选择的区域网络。这些约束有很多来源，例如：我们的身体——存在一些身体无法完成的行动；我们的情感——存在一些我们也许会感到后悔的行动。尤其是，存在一些来自社会世界的限制条件——一些在英文教授面前"不会去做"的行动。

但是我几乎意识不到这些约束。对于我来说，我似乎完全掌控着自己的行动。这也是很难消除小矮人观点的原因。我处于控制中的体验占主导地位。存在一个我在其中行动的物质世界，在这个物质世界，也存在很多像我一样控制自我的其他主体。

这就是我的大脑产生的最后错觉：隐藏所有这些与物质世界和社会世界相关联的事物，并创生出一个独立存在的自我。

这不是一本关于意识的书

当有朋友问我正在写的这本书的主旨是什么时，我告诉他们这不是一本关于意识的书。大约 50 岁之后，许多神经科学家认为，在解决意识问题上，自己已经具备足够多的智慧和专业知识。[1] 作为神经科学家，他们聚焦于识别意识的

---

① 无论是或否，他们都未做过任何有关这一主题的实验工作。

神经相关性,并去揭示主观体验如何产生于物质脑中的活动。人们提出了许多解决方案,但事实证明,这些方案无一令人满意。我知道我也不可能做得更好。这就是本书不是关于意识的原因。

事实上,我不是在写关于意识方面的内容,而是强调在我没有意识到的情况下,我的大脑知道多少和做了多少。我的大脑会让我害怕我意识不到的东西,并能够在我毫不知情的情况下控制复杂的肢体动作。在这之中,意识似乎并不起作用。因此,我不是在询问主观体验如何产生于神经元的活动,而是在问这样的问题:"意识的作用何在?"或者更具体一点:"为什么大脑能让我作为一个自由的主体进行自我体验?"我的假设是,我们从作为自由主体进行自我体验的过程中获得了一些好处。因此,问题应该是:"这个好处是什么?"此刻,我的答案是纯粹的推测。

为什么人类如此友好(只要他们被公平对待)?

相对于其他动物而言,人类会做许多奇怪的事情。我们会说话,会使用工具。我们有时行事无私,并且最为奇怪的是，我们有时会对陌生人表现出利他行为。[①]经济学家通过安排人们玩简单的金钱游戏来研究这种行为。其中有一项被称作独裁者游戏（Dictator Game）：把100美元交给一个玩家，这个玩家可以从中选择给予另外一个玩家任何面值；他并不认识另一个玩家，并且以后也不会再见面。也没有什么阻止玩家（独裁者）自己保存所有的钱。但是玩家通常会分发出30美元。为什么呢？还有一项很类似的游戏，叫作"最后通牒游戏"（Ultimatum Game）。一个玩家同样被给予100美元，并可以将其中一些钱分配给另一个玩家。但是现在，另一个玩家的响应行为却可以影响分配结果。假如第二个玩家拒绝第一个玩家提出的分配方案，那么两个玩家都得不到一分钱。在这项游戏中，玩家们同样互不认识，并且以后不会再见面。假如第二个玩家拒绝分配，他自然得不到一分钱。然而，第二个玩家通常拒绝少于30美元的分配。这又是为什么呢？

　　一种解释是，我们都有一种强烈的公平意识。我们觉得不给另一个人钱是不公平的，但是，我们的自利又会保证自

---

　　① 对利他行为的解释是进化生物学的一个重要问题。自然选择引导我们期望动物以有利于提高它们自身生存和繁殖机会的方式行事，而不是为了其他种系。基于亲缘选择（kin selection）来解释利他行为是20世纪生物学的一个重要进步。如果我们抚养自己的亲属，即使我们不能继续生存，我们的基因也能传递下去。就如 J. B. S. 霍尔丹所说："我可以为两个兄弟或八个堂兄牺牲自己的生命。"但为什么我们会帮助陌生人呢？

己所得的钱要在一半以上。同理，如果我们得到远远少于一半的钱，这似乎也不公平。因此，在最后通牒游戏中，我们通过拒绝另一个玩家的分配惩罚他，尽管这样我们自己也吃亏了。实际上，我们是在支付金钱，这样我们就可以惩罚他。这叫作利他性惩罚（altruistic punishment）。

拥有公平的意识和具有惩罚做出不公正行为的人的意愿，这些对于我们来说有什么好处呢？恩斯特·费尔（Ernst Fehr）曾经研究过一项更复杂的经济游戏，叫作"共同利益游戏"（Common Good Game）——有很多人共同参与这项游戏（如图 8.4 所示）。如果大家合作，把自己的钱投入系统，那么每个人都将受益。但是，总有少数几个人做出不公平的举动。这些玩家叫作**搭便车者**（free riders），他们知道无须捐献出自己的钱也能从别人的公平行为中获利。一旦小组中出现了搭便车者，玩家们就逐渐停止合作。即使是最大方的玩家也不愿意继续支持那些在系统中分文未捐的人。结果，游戏最终以小组中的每个人获得少于本在全员合作的情况下可以得到的金钱而结束。

利他性惩罚就在这里产生。恩斯特·费尔和西蒙·加赫特（Simon Gächter）允许玩家们对搭便车者进行惩罚。由于惩罚另一个玩家需要花费 1 美元，这就是利他性惩罚；不过，另一个玩家也会损失 3 美元。当这种对搭便车者的惩罚变得

4个玩家每人都得到10英镑。如果一个玩家将它投入小组，投入的10英镑就会增加到16英镑，并且组内的成员得到公平分享。

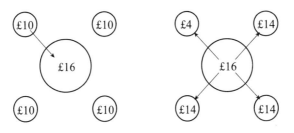

一个玩家投入。尽管他损失了一点，但是小组整体获利。

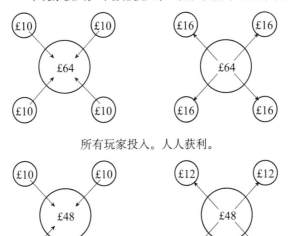

所有玩家投入。人人获利。

一个搭便车玩家不投入。搭便车者获大利，但这只是因为其他玩家都投入。

图 8.4 共同利益游戏

资料来源：Fehr, E., & Gächter, S. (2002). Altruistic punishment in humans. *Nature, 415*(6868), 137–140.

可能时 ①，小组中的合作就会稳步提升，并且人人都将获利。

但是，当惩罚这些搭便车者时，我们并非有意为了提升合作或者从长远考虑小组将如何受益。我们通过对这些行事不公平的人进行惩罚获得暂时性的满意。我们对这些不受欢迎的人所遭受的痛苦不给予任何同情。我们学会了讨厌他们。通过对搭便车者进行惩罚，我们的大脑甚至给我们带来了愉悦。

即使是错觉也有责任

但是，所有的这些与小矮人以及与我作为一个自由主体的感受之间有什么关联呢？我们作为自由主体所体验到的一个重要的结果就是：我们认识到，其他人也像我们一样是自由的主体。而且我们相信，自由的主体对他们的行动负责。已经 3 岁的小孩，能够明确地区分故意行为和偶发事件。

当人们偶然做点什么事情时，我们不认为他们行事糟糕。当人们被迫做一些违反自己意愿的事情时，我们也不觉得他们行事有什么不公平。只有故意实施的、在自由选择的情况下做出的不公平行为才是不公平的。搭便车者不仅做出

---

① 这种惩罚办法带来了一个新的问题——**第二层级的搭便车者**。有些玩家总是依赖别人去实施惩罚，自己却从不去做。

不公平行为，而且是故意做出此种行为。只有这种故意使坏的人，才是我们希望惩罚的人。

塔妮娅·辛格（Tania Singer）已表明，如果之前与我们未曾谋面的某些人行事不公平的话，我们对他们的厌恶会来得有多快。只需经过四次不公正的互动，只要一看到他们的脸，我们就会有情绪反应。但是，当我们被告知他们只是遵从指令时，我们并不会讨厌他们。①

我们作为自由主体的体验和利他意愿之间存在紧密的联系——我们高兴于自己的公平表现而烦恼于他人的不公平行为。要产生这些感受，至关重要的是我们要体验到自己和他人都是自由的主体。我们相信，所有人都会做出深思熟虑的选择。否则，我们合作的意愿就会崩溃。这个大脑所制造的最后错觉——我们脱离于这个社会世界，并且是自由的主体——使我们能够共同创造一个对于个体而言更加丰富多彩的社会和文化。

在本书一开始提到的聚会中，我们的叙述者有着许多令人烦恼的交流活动。令他感到最为尴尬的是，他被指责，作为一名心理学家，他能够读懂别人的心。到本书末，我们已

---

① 颇具讽刺意味的是，在这些各种各样的实验中，这些行事不公平的玩家如果真的存在的话，也是实验者的帮手，他们被告知应该表现得不公平。正是我们所相信的在起作用。所有的这些都存在于心智之中。

经发现，心智读取对于我们每个人来说都是可能的。这是因为，我们富有创造性的大脑能使用任何可获得的信号构建关于物质世界和他者心智世界的模型。当我们作用于这个世界时，当我们与他人交往时，我们富有创造性的大脑会利用这些模型预测接下来将会发生什么。如果我们关于他人的预测是正确的，我们就已经成功读取他们的心智。但是所有这些复杂的活动都隐形于我们。所以没有必要觉得尴尬，回到聚会中尽情欢乐吧。

证　据

序　曲

统计推断

Box, G. E. P., & Cox, D. R. (1964). An analysis of transformations. *Journal of the Royal Statistical Society*, Series B, 26(2), 211–243.

工作记忆的容量

Miller, G. A. (1956). The magic number seven, plus or minus two: Some limits on our capacity for processing information. *Psychological Review*, *63*, 81–97.

威尔士人的工作记忆

Murray. A., & Jones, D. M. (2002). Articulatory complexity at item boundaries in serial recall: The case of Welsh and English digit span. *Journal of Experimental Psychology: Learning, Memory & Cognition*, *28*(3), 594–598.

瀑布错觉

Mather, G., Verstraten, F., & Anstis, S. (1998). *The motion aftereffect: A modern perspective*. Cambridge, MA: MIT Press. (Also: *http://www.lifesci.sussex.ac.uk/home/George_Mather/Motion/MAE.html*.)

被抛弃之痛

Eisenberger, N. I., Lieberman, M. D., & Williams, K. D. (2003). Does rejection hurt? An fMRI study of social exclusion. *Science*, *302*(5643), 290–292.

心理练习的价值

Yue, G., & Cole, K. J. (1992). Strength increases from the motor program: Comparison of training with maximal voluntary and imagined muscle contractions. *Journal of Neurophysiology*, *67*(5), 1114–1123.

受损脑

Engelien, A., Huber, W., Silbersweig, D., Stern, E., Frith, C. D., Doring, W., Thron, A., & Frackowiak, R. S. (2000). The neural correlates of "deaf-hearing" in man: Conscious sensory awareness enabled by attentional modulation. *Brain*, *123*(Pt. 3), 532–545.

Fulton, J. F. (1928). Observations upon the vascularity of the human occipital lobe during visual acuity. *Brain*, *51*(Pt. 3), 310–320.

测量血流量

Lassen, N. A., Ingvar, D. H., & Skinhoj, E. (1978). Brain function and blood flow. *Scientific American*, *239*(4), 62–71.

想象沿着街道行走

Roland, P. E., & Friberg, L. (1985). Localization of cortical areas activated by thinking. *Journal of Neurophysiology*, *53*(5), 1219–1243.

想象运动

Stephan, K. M., Fink, G. R., Passingham, R. E., Silbersweig, D., Ceballos-Baumann, A. O., Frith, C. D., & Frackowiak, R. S. (1995). Functional anatomy of the mental representation of upper extremity movements in healthy subjects. *Journal of Neurophysiology*, *73*(1), 373–386.

脑中的面孔区

Puce, A., Allison, T., Gore, J. C., & McCarthy, G. (1995). Face-sensitive regions in human extrastriate cortex studied by functional MRI. *Journal of Neurophysiology*, *74*(3), 1192–1199.

Kanwisher, N., McDermott, J., & Chun, M. M. (1997). The fusiform face area: A module of extrastriate cortex specialized for face perception. *Journal of Neuroscience*, *17*, 4302–4311.

脑中的位置（房子）区

Epstein, R., & Kanwisher, N. (1998). A cortical representation of the local visual environment. *Nature*, *392*(6676), 598–601.

想象面孔和房子

O'Craven, K. M., & Kanwisher, N. (2000). Mental imagery of faces and places activates corresponding stiimulus-specific brain regions. *Journal of Cognitive Neuroscience*, *12*(6), 1013–1023.

文化对大脑的影响

Paulesu, E., McCrory, E., Fazio, F., Menoncello, L., Brunswick, N., Cappa, S. F., Cotelli, M., Cossu, G., Corte, F., Lorusso, M., Pesenti, S., Gallagher, A., Perani, D., Price, C., Frith, C. D., & Frith, U. (2000). A cultural effect on brain function. *Nature Neuroscience*, *3*(1), 91–96.

第一章

表征即将到来的信息的神经元

Miller, E. K. (2000). The neural basis of the top-down control of visual attention in the prefrontal cortex. In S. Monsell & J. Driver (Eds.), *Control of cognitive processes: Attention and Performance 18*(pp. 511–534). Cambridge, MA: MIT Press.

与偏头痛相关的视觉改变

Lashley, K. (1941). Patterns of cerebral integration indicated by scotomas of migraine. *Archives of Neurology and Psychiatry*, *46*, 331–339. (Also reprinted in: Kapur, N. (Ed.). (1997). *Injured brains of medical minds: Views from within* (pp. 121–127). Oxford: Oxford University Press.)

脑中的视觉

Zeki, S. (1993). *A vision of the brain*. Oxford; Boston, MA: Blackwell Scientific Publications.

颜色体验的丧失

Zeki, S. (1990). A century of cerebral achromatopsia. *Brain*, *113*(Pt. 6), 1721–1777.

运动体验的丧失

Zeki, S. (1991). Cerebral akinetopsia (visual motion blindness): A review. *Brain*, *114*(Pt. 2), 811–824.

神经心理学：大脑损伤对心智的影响

Broks, P. (2003). *Into the silent land: Travels in neuropsychology*. New York: Grove Press.

在没有任何记忆的情况下学习运动技能

Brooks, D. N., & Baddeley, A. D. (1976). What can amnesic patients learn? *Neuropsychologia*, *14*, 111–122.

病人 DF

Goodale, M. A., & Milner, A. D. (2004). *Sight unseen*. Oxford: Oxford University Press.

盲视

Weiskrantz, L. (1990). *Blindsight: A case study and implications*. Oxford: Clarendon Press.

音乐幻觉

Hammeke, T. A., McQuillen, M. P., & Cohen, B. A. (1983). Musical hallucinations associated with acquired deafness. *Journal of Neurology, Neurosurgery & Psychiatry*, *46*(6), 570–572.

邦纳综合征

Ffytche, D. H. (2005). Visual hallucinations and the Charles Bonnet syndrome. *Current Psychiatry Reports*, *7*(3), 168–179.

对有视幻觉的人进行脑扫描

Ffytche, D. H., Howard, R. J., Brammer, M. J., David, A., Woodruff, P., & Williams, S. (1998). The anatomy of conscious vision: An fMRI study of visual hallucinations. *Nature Neuroscience, 1*(8), 738–742.

癫痫症患者的视幻觉

Panayiotololous, C. P. (1999). Elementary visual hallucinations, blindness, and headache in idiopathic occipital epilepsy: Differentiation from migraine. *Journal of Neurology, Neurosurgery & Psychiatry, 66*, 536–540.

   Mize, K. (1980). Visual hallucinations following viral encephalitis: A self report. *Neuropsychologia, 18*(2), 193–202. ("Upon closing my eyes . . ." (pp. 31–32) from p. 194.) (Also reprinted in: Kapur, N. (Ed.). (1997). *Injured brains of medical minds: Views from within* (pp. 129–137). Oxford: Oxford University Press.)

癫痫症患者的听幻觉

Winawer, M. R., Ottman, R., Hauser, A., & Pedley, T. A. (2000). Autosomal dominant partial epilepsy with auditory features: Defining the phenotype. *Neurology, 54*, 2173–2176. ("Singing, music, voices . . ." (p. 32) from p. 2174.)

电刺激大脑引发的幻觉

Penfield, W., & Perot, P. (1963). The brain's record of auditory and visual experience. *Brain, 86*(Pt. 4), 595–696. ("[A] girl began . . ." (p. 32) from p. 629, Case 15; Case 21 (p. 33) from p. 634; Case 13 (p. 33) from pp. 627–628; Case 15 (p. 33) from p. 630.)

致幻剂

Huxley, A. (1959). *The doors of perception & Heaven and hell.* Harmondsworth: Penguin Books. ("This is how . . ." (p. 34) from p. 30; "brightly coloured . . ." (p. 34) from p. 38; Weir Mitchell (p. 34) from pp. 81–82.)

   Hoffman, A. (1983). *LSD – My problem child* (J. Ott, Trans.) Los Angeles: J. P. Tarcher. ("Now, little by little . . ." and "My surroundings . . ." (p. 35) from Section 1.5, "Self-Experiments," available at: *http://www.flashback.se/archive/my_problem_child/chapter1.html#5.*)

不同来源的视幻觉的相似性

Ffytche, D. H., & Howard, R. J. (1999). The perceptual consequences of visual loss: "Positive" pathologies of vision. *Brain*, *122*(Pt. 7), 1247–1260.

天花板上的啮齿动物

Manford, M., & Andermann, F. (1999). Complex visual hallucinations. *Brain*, *121*(Pt. 10), 1818–1840.

耳聋与遭受折磨的痛苦感觉

Cooper, A. F. (1976). Deafness and psychiatric illness. *British Journal of Psychiatry*, *129*, 216–226.

幻觉与精神分裂症

Trosse, G. (1982). The Life of the Reverend Mr. George Trosse, Late Minister of the Gospel in the City of Exon, Who died January 11th, 1712/13. In the Eighty Second Year of His Age, Written by Himself and Publish'd According to His Order. Exon: Richard White, 1714. In D. Petersen (Ed.), *A mad people's history of madness* (pp. 26–38). Pittsburgh, PA: University of Pittsburgh Press. (Original work 1714.) ("I was haunted . . ." (p. 37) from p. 32; "I heard a Voice . . ." (p. 37) from pp. 29–30.)

King, L. P. (pseud.). (1964). Criminal complaints with probable causes (a true account). Bound, circular letter, ca. 1940. In B. Kaplan (Ed.), *The inner world of mental illness*. New York: Harper & Row. (Original work 1940.) ("I could see them nowhere . . ." (p. 38) from p. 134; "Were they ghosts? . . ." (p. 38) from pp. 134–136.)

改变对实在的看法

Chadwick, P. K. (1993). The stepladder to the impossible: A first hand phenomenological account of a schizo-affective psychotic crisis. *Journal of Mental Health*, *2*(3), 239–250. ("I had to make sense . . ." (fn. 23) from p. 245.)

第二章

无意识推断

Helmholtz, H. von. (1866). *Handbuch der Physiologischen Optik*. Leipzig: Voss.

Helmholtz, H. von. (1971). The facts of perception. In R. Kahl (Ed.), *Selected writings of Hermann von Helmholtz* (pp. 366–381). Middletown, CT: Wesleyan University Press. (Original work published 1878.) ("in order to avoid confusion . . ." (fn. 2) from p. 381.)

变化盲视

Rensink, R. A., O'Regan, J. K., & Clark, J. J. (1997). To see or not to see: The need for attention to perceive changes in scenes. *Psychological Science*, *8*(5), 368–373.

Noë, A. (Ed.). (2002). Is the visual world a grand illusion? *Journal of Consciousness Studies*, special issue, *9*(5–6).

阈下知觉

Marcel, A. J. (1983). Conscious and unconscious perception: An approach to the relations between phenomenal experience and perceptual processes. *Cognitive Psychology*, *15*(2), 238–300.

Kunst-Wilson, W. R., & Zajonc, R. B. (1980). Affective discrimination of stimuli that cannot be recognized. *Science*, *207*(4430), 557–558.

对恐惧面孔做出无意识的反应

Whalen, P. J., Rauch, S. L., Etcoff, N. L., McInerney, S. C., Lee, M. B., & Jenike, M. A. (1998). Masked presentations of emotional facial expressions modulate amygdala activity without explicit knowledge. *Journal of Neuroscience*, *18*(1), 411–418.

杏仁核对恐惧面孔的反应

Morris, J. S, Frith, C. D., Perrett, D. I., Rowland, D., Young, A. W., Calder, A. J., & Dolan, R. J. (1996). A differential neural response in the human amygdala to fearful and happy facial expressions. *Nature*, *383*(6603), 812–815.

无意识中探测到变化

Beck, D. M., Rees, G., Frith, C. D., & Lavie, N. (2001). Neural correlates of change detection and change blindness. *Nature Neuroscience*, 4(6), 645–650.

联觉

Baron-Cohen, S., & Harrison, J. E. (Eds.). (1997). *Synaesthesia: Classical and contemporary readings*. Oxford: Blackwell. ("As a synaesthete . . ." (p. 51) from p. 269; "Listening to him . . ." (p. 51) from p. 103; "Of my two daughters . . ." (fn. 8) from p. 47; "Occasionally . . ." (p. 52) from p. 45.)

Mills, C. B., Boteler, E. H., & Oliver, G. K. (1999) Digit synaesthesia: A case study using a Stroop-type test. *Cognitive Neuropsychology*, 16(2), 181–191.

梦境示例

Jones, R. M. (1969). An epigenetic analysis of dreams. In M. Kramer (Ed.). *Dream psychology and the new biology of dreaming* (pp. 265–283). Springfield, IL: Charles C. Thomas. ("I dreamed I was coming into the room . . ." (p. 52) from p. 268.)

梦的生理学

Hobson, J. A. (1988). *The dreaming brain*. New York: Basic Books.

快速眼动（REM）睡眠

Aserinsky, E., & Kleitman, N. (1953). Regularly occurring periods of eye motility, and concomitant phenomena, during sleep. *Science*, 118(3062), 273–274.

梦中的再现

Stickgold, R., Malia, A., Maguire, D., Roddenberry, D., & O'Connor, M. (2000). Replaying the game: Hypnagogic images in normals and amnesics. *Science*, 290(5490), 350–353. ("I see images . . ." (fn. 12) from p. 353.)

庄子梦见蝴蝶

Borges, J. L. (1966). *Other inquisitions* (R. L. C. Simms, Trans.). New York: Washington Square Press. ("I dreamt I was a butterfly . . ." (p. 54) from p. 119.)

笛卡儿关于梦的忧思

Descartes, R. (1996). Meditations on First Philosophy – in which are demonstrated the existence of God and the distinction between the human soul and the body. First Meditation – what can be called into doubt. In J. Cottingham (Ed. and Trans.), *Descartes: Selected philosophical writings* (p. 13). Cambridge: Cambridge University Press. (Original work published 1641.) ("I see plainly . . ." (fn. 13) from p. 13.)

荒诞奇异的梦境

Schwartz, S., & Maquet, P. (2002). Sleep imaging and the neuro-psychological assessment of dreams. *Trends in Cognitive Sciences*, 6(1), 23–30. ("I had a talk . . ." (p. 54) from p. 26.)

梦中的恐惧

Revonsuo, A. (2003). The reinterpretation of dreams. In E. F. Pace-Schott, M. Solms, M. Blagrove, & S. Harnad (Eds.), *Sleep and dreaming* (pp. 85–109). Cambridge: Cambridge University Press.

幻觉普查

Sidgwick, H. (with Johnson, A., Myers, F. W. H., Podmore, F., & Sidgwick, E. M.). (1894). Report on the Census of Hallucinations. *Proceedings of the Society for Psychical Research*, 10, 25–422. ("On October 5th, 1863 . . ." (p. 55) from p. 256; "Have you ever . . ." (p. 56) from p. 33; "Among hallucinations of insane persons . . ." (fn. 14) from p. 130; "I felt, more than I saw . . ." (p. 56) from p. 161; "The hallucinations consisted of . . ." (p. 56) from p. 88; "Some years ago . . ." (p. 57) from p. 178; "One evening at dusk . . ." (pp. 57–58) from p. 95.)

格莱斯顿对心灵研究的称赞

Gauld, A. (1968). *The founders of psychical research*. London: Routledge & Kegan Paul. ("It is the most important work . . ." (fn. 16) from p. 140.)

猫的幻觉

Manford, M., & Andermann, F. (1999). Complex visual hallucinations. *Brain*, *121*, 1818–1840. ("There seemed to be numerous cats . . ." (fn. 18) from p. 1823, Case 3.)

第三章

橡胶手臂错觉

Botvinick, M., & Cohen, J. (1998). Rubber hands "feel" touch that eyes see. *Nature*, *391*(6669), 756.

猴子与耙子

Iriki, A., Tanaka, M., & Iwamura, Y. (1996). Coding of modified body schema during tool use by macaque postcentral neurones. *NeuroReport*, *7*(14), 2325–2230.

没有意识到手的移动

Fourneret, P., & Jeannerod, M. (1998). Limited conscious monitoring of motor performance in normal subjects. *Neuropsychologia*, *36*(11), 1133–1140.

Nielsen, T. I. (1963). Volition – a new experimental approach. *Scandinavian Journal of Psychology*, *4*(4), 225–230.

意志产生之前的脑活动

Libet, B., Gleason, C. A., Wright, E. W., & Pearl, D. K. (1983). Time of conscious intention to act in relation to onset of cerebral activity (readiness-potential): The unconscious initiation of a freely voluntary act. *Brain*, *106*(Pt. 3), 623–642.

Haggard, P., Newman, C., & Magno, E. (1999). On the perceived time of voluntary actions. *British Journal of Psychology*, *90*(Pt. 2), 291–303.

无意识的动作

Hallett, P. E., & Lightstone, A. D. (1976). Saccadic eye movements to flashed targets, *Vision Research*, *16*(1), 107–114.

Pisella, L., Grea, H., Tilikete, C., Vighetto, A., Desmurget, M., Rode, G., Boisson, D., & Rossetti, Y. (2000). An "automatic pilot" for the hand in human posterior parietal cortex: Toward reinterpreting optic ataxia. *Nature Neuroscience*, *3*(7), 729–736.

勒洛夫斯错觉

Roelofs, C. (1935). Optische Localisation. *Archiv für Augenheilkunde*, *109*, 395–415.

Bridgeman, B., Peery, S., & Anand, S. (1997). Interaction of cognitive and sensorimotor maps of visual space. *Perception and Psychophysics*, *59*(3), 456–469.

鸣禽的大脑变化

Nottebohm, F. (1981). A brain for all seasons: Cyclical anatomical changes in song control nuclei of the canary brain. *Science*, *214*(4527), 1368–1370.

面孔区的幻肢

Ramachandran, V. S., Stewart, M., Rogers-Ramachandran, D. C. (1992). Perceptual correlates of massive cortical reorganization. *NeuroReport*, *3*(7), 583–586.

Halligan, P. W., Marshall, J. C., Wade, D. T., Davey, J., & Morrison, D. (1993). Thumb in cheek? Sensory reorganization and perceptual plasticity after limb amputation. *NeuroReport*, *4*(3), 233–236.

三只手的女人

McGonigle, D. J., Hanninen, R., Salenius, S., Hari, R., Frackowiak, R. S., & Frith, C. D. (2002). Whose arm is it anyway? An fMRI case study of supernumerary phantom limb. *Brain*, *125*(Pt. 6), 1265–74.

否认残疾（疾病失认症）

Ramachandran, V. S. (1996). What neurological syndromes can tell us about human nature: Some lessons from phantom limbs, capgras syndrome, and anosognosia. *Cold Spring Harbor Symposia on Quantitative Biology*, *61*, 115–134. (Dialogue extracts (p. 75) from pp. 124 –125.)

无法无天的手

Marchetti, C., & Della Salla, S. (1998). Disentangling the alien and anarchic hand. *Cognitive Neuropsychiatry*, *3*, 191–208.

意志是不是一种错觉？

Wegner, D. M. (2002). *The illusion of conscious will*. Cambridge, MA: Bradford Books.

无意识中执行任意指令

Varraine, E., Bonnard, M., & Pailhous, J. (2002). The top down and bottom up mechanisms involved in the sudden awareness of low level sensorimotor behavior. *Cognitive Brain Research*, *13*(3), 357–361.

催眠后失忆

Estabrooks, G. H. (1957). *Hypnotism*. New York: E. P. Dutton & Co. ("We sit down . . ." (pp. 78–79) from p. 189.)

Kopelman, M., & Morton, J. (2001). Psychogenic amnesias – functional memory loss. In G. Davies & T. Dalgleish (Eds.), *Recovered memories: The middle ground* (pp. 219–246). Chichester: John Wiley.

健忘症患者中的词语启动

Shimamura, A. P. (1986). Priming effects of amnesia: Evidence for a dissociable memory function. *Quarterly Journal of Experimental Psychology*, A, *38*(4), 619–644.

第四章

美国婴儿仅靠接触就能学会汉语

Kuhl, P. K., Tsao, F. M., & Liu, H. M. (2003). Foreign-language experience in infancy: Effects of short-term exposure and social interaction on phonetic learning. *Proceedings of the National Academy of Sciences USA*, *100*(15), 9096–9101.

你想了解的关于实验鼠的所有信息

Krinke, G. J. (Ed.). (2000). *The laboratory rat* (Handbook of Experimental Animals). London: Academic Press.

巴甫洛夫的实验

Pavlov, I. P. (1927). Lecture II. In *Conditioned reflexes* (G. V. Anrep, Trans.; pp. 17–32). London: Oxford University Press. (This can also be found in the very useful web resource Classics in the History of Psychology: *http:// psychclassics.yorku.ca/Pavlov/lecture2.htm.*)

颜色作为水果成熟的信号

Smith, A. C., Buchanan-Smith, H. M., Surridge, A. K., Osorio, D., & Mundy, N. I. (2003). The effect of colour vision status on the detection and selection of fruits by tamarins (*Saguinus spp.*). *Journal of Experimental Biology*, 206(18), 3159–3165.

桑代克的实验

Thorndike, E. L. (1911). An experimental study of associative processes in animals. In *Animal intelligence* (pp. 20–154). New York: Macmillan. (This can also be found in the very useful web resource Classics in the History of Psychology: *http:// psychclassics.yorku.ca/Thorndike/Animal/chap2.htm.*)

迷信是如何习得的

Skinner, B. F. (1948). "Superstition" in the pigeon. *Journal of Experimental Psychology*, 38(2), 168–172. (This can also be found in the very useful web resource Classics in the History of Psychology: *http://psychclassics.yorku.ca/ Skinner/Pigeon/.*)

在没有意识到的情况下能够更好地学习

Fletcher, P. C., Zafiris, O., Frith, C. D., Honey, R. A. E., Corlett, P. R., Zilles, K., & Fink, G. R. (2005). On the benefits of not trying: Brain activity and connectivity reflecting the interactions of explicit and implicit sequence learning, *Cerebral Cortex*, 15(7), 1002–1015.

记录单个神经元的活动

Hubel, D. H., & Wiesel, T. N. (1959). Receptive fields of single neurons in the cat's striate cortex. *Journal of Physiology*, 148(3), 574–591.

突触及其他

LeDoux, J. (2002). *Synaptic self: How our brains become who we are*. New York: Viking.

自体刺激

Wise, R. A., & Rompre, P. P. (1989). Brain dopamine and reward. *Annual Review of Psychology, 40*, 191–225.

脑中的奖赏预测

Schultz, W. (2001). Reward signaling by dopamine neurons. *Neuroscientist, 7*(4), 293–302.

   Barto, A. G. (1995). Adaptive critic and the basal ganglia. In J. C. Houk, J. L. Davis, & D. G. Beiser (Eds.), *Models of information processing in the basal ganglia* (pp. 215–232). Cambridge, MA: MIT Press.

   Schultz, W., Dayan, P., & Montague, P. R. (1997). A neural substrate of prediction and reward. *Science, 275*(5306), 1593–1599.

蜜蜂的觅食行为

Montague, P. R., Dayan, P., Person, C., & Sejnowski, T. J. (1995). Bee foraging in uncertain environments using predictive Hebbian learning. *Nature, 377*(6551), 725–728.

下西洋双陆棋

Tesuaro, G. (1994). TD-Gammon, a self-teaching backgammon program, achieves master-level play. *Neural Computation, 6*(2), 215–219.

自动地为抓取视觉场景中的物体准备行动程序

Castiello, U. (2005). The neuroscience of grasping. *Nature Reviews Neuroscience, 6*(9), 726–736.

意识与小说

Lodge, D. (2002). *Consciousness and the novel*. London: Secker & Warburg.

学习"未被看见"的刺激

Morris, J. S., Öhman, A., & Dolan, R. J. (1998). Conscious and unconscious emotional learning in the human amygdala. *Nature*, *393*(6684), 467–470.

尽管眼睛在转动，视觉世界却保持不变

Helmholtz, H. von. (1866). *Handbuch der physiologischen Optik, Bd. 3.* Leipzig: Voss.

Bridgeman, B., Van der Hejiden, A. H. C., & Velichkovsky, B. M. (1994). A theory of visual stability across saccadic eye movements. *Behavioral and Brain Sciences*, *17*(2), 247–292.

你不能挠自己的痒痒

Weiskrantz, L., Elliott, J., & Darlington, C. (1971). Preliminary observations on tickling oneself. *Nature*, *230*(5296), 598–599.

自己挠痒不会激活大脑

Blakemore, S. J., Wolpert, D. M., & Frith, C. D. (1990). Central cancellation of self-produced tickle sensation. *Nature Neuroscience*, *1*(7), 635–640.

主动和被动的运动

Weiller, C., Juptner, M., Fellows, S., Rijntjes, M., Leonhardt, G., Kiebel, S., Muller, S., Diener, H. C., & Thilmann, A. F. (1996). Brain representation of active and passive movements. *NeuroImage*, *4*(2), 105–110.

通过想象进行学习

Yue, G., & Cole, K. J. (1992). Strength increases from the motor program: Comparison of training with maximal voluntary and imagined muscle contractions. *Journal of Neurophysiology*, *67*(5), 1114–1123.

反演和正演模型

Wolpert, D. M., & Miall, R. C. (1996). Forward models for physiological motor control. *Neural Networks*, *9*(8), 1265–1279.

赫尔姆霍茨机器

Hinton, G. E., Dayan, P., Frey, B. J., & Neal, R. M. (1995). The "wake–sleep" algorithm for unsupervised neural networks. *Science, 268*(5214), 1158–1161.

IW 的故事

Cole, J. (1995). *Pride and a daily marathon.* Cambridge, MA: MIT Press.

雅斯贝尔斯对神经心理学和精神分析的批判

Jaspers, K. (1956). On my philosophy. In W. Kaufman (Ed.), *Existentialism from Dostoyevsky to Sartre* (pp. 131–158). New York: Penguin. (Original work published 1941.) ("brain mythology" and "mythology of psychoanalysis" (p. 109) from p. 143.)

精神分裂症患者能够挠自己的痒痒

Blakemore, S. J., Smith, J., Steel, R., Johnstone, C. E., & Frith, C. D. (2000). The perception of self-produced sensory stimuli in patients with auditory hallucinations and passivity experiences: Evidence for a breakdown in self-monitoring. *Psychological Medicine, 30*(5), 1131–1139.

第五章

神经元学说

Jones, E. G. (1994). The neuron doctrine 1891. *Journal of the History of the Neurosciences, 3*(1), 3–20.

拉蒙 – 卡哈尔批评高尔基

Cajal, S. R. y. (1996). *Recollections of my life* (E. H. Craig, Trans., with the assistance of Juan Cano). Cambridge, MA: MIT Press. (Original work published 1937.) ("display of pride . . ." and "that was hermetically sealed . . ." (fn. 2) from p. 553.)

信息论的发展

Hartley, R. V. L. (1928). Transmission of information. *Bell System Technical Journal, 7*, 535–563.

Shannon, C. E. (1948). A mathematical theory of communication. *Bell System Technical Journal*, *27*, 379–423, 623–656.

神经元作为信息的传递者

McCulloch, W., & Pitts, W. (1943). A logical calculus of ideas immanent in nervous activity. *Bulletin of Mathematical Biophysics*, *5*, 115–133.

贝叶斯定理

Bayes, T. (1763). An essay towards solving a problem in the doctrine of chances. *Philosophical Transactions of the Royal Society of London*, *53*, 370–418.

乳腺癌筛检的争议

Gotzsche, P. C., & Olsen, O. (2000). Is screening for breast cancer with mammography justifiable? *Lancet*, *355*(9198), 129–134.

当人们行事不理性时

Sutherland, S. (1992). *Irrationality: The enemy within*. Harmondsworth: Penguin Books.

当成为理想的观察者不是一件好事时

Wolfe, J. M., Horowitz, T. S., & Kenner, N. M. (2005). Rare items often missed in visual searches. *Nature*, *435*(7041), 439–440.

大脑作为理想的贝叶斯观察者

Ernst, M. O., & Banks, M. S. (2002). Humans integrate visual and haptic information in a statistically optimal fashion. *Nature*, *415*(6870), 429–433.

构造关于世界的模型

Kersten, D., Mamassian, P., & Yuille, A. (2004). Object perception as Bayesian inference. *Annual Review of Psychology*, *55*, 271–304.

颜色视觉的进化

Regan, B. C., Julliot, C., Simmen, B., Vienot, F., Charles-Dominique, P., & Mollon, J. D. (2001). Fruits, foliage and the evolution of primate colour vision. *Philosophical Transactions of the Royal Society of London, Series B – Biological Sciences, 356*(1407), 229–283.

早期视觉经验对大脑的硬约束

Hensch, T. K. (2005). Critical period plasticity in local cortical circuits. *Nature Reviews Neuroscience, 6*(11), 877–888.

关于知觉，视错觉告诉了我们什么

Gregory, R. (1997). *Eye and brain: The psychology of seeing* (5th ed.). Oxford: Oxford University Press. (1st ed. published 1966.)

感知空心面具

Hill, H., & Bruce, V. (1993). Independent effects of lighting, orientation, and stereopsis on the hollow-face illusion. *Perception, 22*(8), 887–897.

运动视差以及其他基本视觉特征

Gibson, J. J. (1950). *The perception of the visual world.* Boston, MA: Houghton Mifflin Co.

颜色错觉

Lotto, R. B., & Purves, D. (2002). The empirical basis of color perception. *Conscious Cognition, 11*(4), 609–629.

填补盲点

Ramachandran, V. S., & Gregory, R. L. (1991). Perceptual filling in of artificially induced scotomas in human vision. *Nature, 350*(6320), 699–702.

看到 A，实为 B

Jack, A. I. (1998). Perceptual awareness in visual masking. Unpublished Psychology Ph.D., UCL. (shame, shame.)

无法抗拒翻过来的床单的病人

Lhermitte, F. (1986). Human autonomy and the frontal lobes. II. Patient behavior in complex and social situations: The "environmental dependency syndrome." *Annals of Neurology, 19*, 335–343. ("The patient . . . came to see me . . ." (p. 136) from p. 338.)

在刺激到达之前，注意力就会激活大脑的感觉区

Kastner, S., & Ungerleider, L. G. (2001). The neural basis of biased competition in human visual cortex. *Neuropsychologia, 39*(12), 1263–1276.

想象中的奈克方块不会反转

Chambers, D., & Reisberg, D. (1985). Can mental images be ambiguous? *Journal of Experimental Psychology: Human Perception and Performance, 11*(3), 317–328.

第六章

讽刺性论文

Sokal, A. (1996). Transgressing the boundaries: Toward a transformative hermeneutics of quantum gravity. *Social Text, 46/47*, 217–252.

诠释学与认知科学

Gallagher, S. (2004). Hermeneutics and the cognitive sciences. *Journal of Consciousness Studies, 11*(10–11), 162–174.

生物运动

Johansson, G. (1973). Visual perception of biological motion and a model for its analysis. *Perception and Psychophysics, 14*(2), 201–211.

Pollick, F. E., Lestou, V., Ryu, J., & Cho, S. B. (2002). Estimating the efficiency of recognizing gender and affect from biological motion. *Vision Research, 42*(20), 2345–2355.

婴儿对生物运动的感知

Fox, R., & McDaniel, C. (1982). The perception of biological motion by human infants. *Science, 218*(4571), 486–487.

猫对生物运动的感知

Blake, R. (1993). Cats perceive biological motion. *Psychological Science, 4*(1), 54–57.

跳过障碍物的小球

Gergely, G., Nadasdy, Z., Csibra, G., & Biro, S. (1995). Taking the intentional stance at 12 months of age. *Cognition, 56*(2), 165–193.

检测眼睛注视方向的准确性

Anstis, S. M., Mayhew, J. W., & Morley, T. (1969). The perception of where a face or television "portrait" is looking. *American Journal of Psychology, 82*(4), 474–489.

利用眼睛注视方向来读取心智

Lee, K., Eskritt, M., Symons, L. A., & Muir, D. (1998). Children's use of triadic eye gaze information for "mind reading." *Developmental Psychology, 34*(3), 525–539.

镜像神经元

Rizzolatti, G., & Craighero, L. (2004). The mirror-neuron system. *Annual Review of Neuroscience, 27*, 169–192.

抽动秽语综合征

Robertson, M. M. (2000). Tourette syndrome, associated conditions and the complexities of treatment. *Brain, 123*(Pt. 3), 425–462.

目的的模糊性

Searle, J. (1984). *Minds, brains & science: The 1984 Reith Lectures*. British Broadcasting Corporation (published by Penguin Books in 1992).

对目的的模仿

Bekkering, H., Wohlschlager, A., & Gattis, M. (2000). Imitation of gestures in children is goal-directed. *Quarterly Journal of Experimental Psychology, Section A*, *53*(1), 153–164.

Gergely, G., Bekkering, H., & Kiraly, I. (2002). Rational imitation in preverbal infants. *Nature*, *415*(6873), 755.

对行动观察的干扰

Kilner, J. M., Paulignan, Y., & Blakemore, S. J. (2003). An interference effect of observed biological movement on action. *Current Biology*, *13*(6), 522–525.

对厌恶的共享

Wicker, B., Keysers, C., Plailly, J., Royet, J. P., Gallese, V., & Rizzolatti, G. (2003). Both of us disgusted in My insula: The common neural basis of seeing and feeling disgust. *Neuron*, *40*(3), 655–664.

疼痛的安慰剂效应

Wager, T. D., Rilling, J. K., Smith, E. E., Sokolik, A., Casey, K. L., Davidson, R. J., Kosslyn, S. M., Rose, R. M., & Cohen, J. D. (2004). Placebo-induced changes in fMRI in the anticipation and experience of pain. *Science*, *303*(5661), 1162–1167.

对疼痛的共情

Singer, T., Seymour, B., O'Doherty, J., Kaube, H., Dolan, R. J., & Frith, C. D. (2004). Empathy for pain involves the affective but not sensory components of pain. *Science*, *303*(5661), 1157–1162.

看到一根针扎进别人的手时会退缩

Avenanti, A., Bueti, D., Galati, G., & Aglioti, S. M. (2005). Transcranial magnetic stimulation highlights the sensorimotor side of empathy for pain. *Nature Neuroscience*, *8*(7), 955–960.

对疼痛的预期

Ploghaus, A., Tracey, I., Gati, J., Clare, S., Menon, R., Matthews, P., & Rawlins, J. (1999). Dissociating pain from its anticipation in the human brain. *Science*, *284*(5422), 1979–1981.

扣带回切开术减轻的是疼痛的不适感，而不是疼痛本身

Folz, E. L., & White, L. E. (1962). Pain "relief" by frontal cingulotomy. *Journal of Neurosurgery*, *19*, 89–100.

大脑将行动的原因和结果绑定在一起

Haggard, P., Clark, S., & Kalogeras, J. (2002). Voluntary action and conscious awareness. *Nature Neuroscience*, *5*(4), 382–385.

绑定他者行动的原因和结果

Wohlschlager, A., Haggard, P., Gesierich, B., & Prinz, W. (2003). The perceived onset time of self- and other-generated actions. *Psychological Science*, *14*(6), 586–591.

主体性错觉

Wegner, D. M., Fuller, V. A., & Sparrow, B. (2003). Clever hands: Uncontrolled intelligence in facilitated communication. *Journal of Personal Social Psychology*, *85*(1), 5–19.

Green, G. (1994). Facilitated communication: Mental miracle or sleight of hand? *Skeptic*, *2*(3), 68–76. (See also the resolution on facilitated communication from the American Psychological Association.)

精神分裂症

Frith, C. D., & Johnstone, E. C. (2003). *Schizophrenia: A very short introduction*. Oxford: Oxford University Press.

幻觉中的精神世界

Cahill, C., & Frith, C. D. (1996). False perceptions or false beliefs? Hallucinations and delusions in schizophrenia. In P. W. Halligan & J. C. Marshall (Eds.), *Methods in madness* (pp. 267–291). Hove: Psychology Press. ("It tries to put jealousy within me . . ." (p. 158) from p. 281.)

Mellors, C. S. (1970). First-rank symptoms of schizophrenia. *British Journal of Psychiatry*, *117*(536), 15–23. ("I look out the window . . ." (p. 158) from p. 17.)

免于误认的错误

Gallagher, S. (2000). Self-reference and schizophrenia: A cognitive model of immunity to error through misidentification. In D. Zahavi (Ed.), *Exploring the self: Philosophical and psychopathological perspectives on self-experience* (pp. 203–239). Amsterdam/Philadelphia, PA: John Benjamins.

第七章

汉语古诗

Graham, A. C. (Ed.). (1977). *Poems of the late Tang*. Harmondsworth: Penguin.

翻译的问题

Quine, W. V. O. (1960). *Word and object*. Cambridge, MA: MIT Press.

我们如何理解讽刺？

Sperber, D., & Wilson, D. (1995). *Relevance: Communication and cognition* (2nd ed.). Oxford: Blackwell. (1st ed. published 1986.)

运动控制的反演问题

Flash, T., & Sejnowski, T. J. (2001). Computational approaches to motor control. *Current Opinions in Neurobiology*, *11*(6), 655–662.

Harris, C. M., & Wolpert, D. M. (1998). Signal-dependent noise determines motor planning. *Nature*, *394* (6695), 780–784.

偏见的获得

Gadamer H.-G. (1989). *Truth and method* (2nd rev. ed.; J. Weinsheimer & D. G. Marshall, Trans.). New York: Crossroad. (1st English ed. published 1975.)

孩子们的偏见

Williams, J. E., Best, D. L., & Boswell, D. A. (1975). Children's racial attitudes in the early school years. *Child Development*, 46(2), 494–500.

预测我接下来会做什么

Repp, B. H., & Knoblich, G. (2004). Perceiving action identity: How pianists recognize their own performances. *Psychological Science*, 15(9), 604–609.

Knoblich, G., & Flach, R. (2001). Predicting the effects of actions: Interactions of perception and action. *Psychological Science*, 12(6), 467–472.

传染性：变得像一个上了年纪的人

Bargh, J. A., Chen, M., & Burrows, L. (1996). Automaticity of social behavior: Direct effects of trait construct and stereotype-activation on action. *Journal of Personal Social Psychology*, 71(2), 230–244.

母亲语

Kuhl, P. K., Andruski, J. E., Chistovich, I. A., Chistovich, L. A., Kozhevnikova, E.V., Ryskina, V. L., Stolyarova, E. I., Sundberg, U., & Lacerda, F. (1997). Cross-language analysis of phonetic units in language addressed to infants. *Science*, 277(5326), 684–686.

Burnham, D., Kitamura, C., & Vollmer-Conna, U. (2002). What's new pussy cat? On talking to babies and animals. *Science*, 296(5572), 1435.

山地大猩猩的模仿学习

Byrne, R. W., & Russon, A. E. (1998). Learning by imitation: A hierarchical approach. *Behavioral & Brain Sciences*, 21(5), 667–721.

Maestripieri, D., Ross, S. K., & Megna, N. L. (2002). Mother–infant interactions in western lowland gorillas (Gorilla gorilla gorilla). *Journal of Comparative Psychology*, 116(3), 219–227.

宝宝知道母亲在教他们

Bloom, P. (2000). *How children learn the meanings of words*. Cambridge, MA: MIT Press.

孤独症儿童学习特异词

Frith, U. (2003). *Autism: Explaining the enigma* (2nd ed.). Oxford: Blackwell.

为他人的隐藏状态建模

Wolpert, D. M., Doya, K., & Kawato, M. (2003). A unifying computational framework for motor control and social interaction. *Philosophical Transactions of the Royal Society of London, Series B – Biological Sciences, 358*(1431), 593–602.

杏仁核中的恐惧条件作用

LeDoux, J. E. (2000). Emotion circuits in the brain. *Annual Review of Neuroscience, 23*, 155–184.

 Morris, J. S., Ohman, A., & Dolan, R. J. (1998). Conscious and unconscious emotional learning in the human amygdala. *Nature, 393*(6684), 467–470.

通过指令引发恐惧条件作用

Phelps, E. A., O'Connor, K. J., Gatenby, J. C., Gore, J. C., Grillon, C., & Davis, M. (2001). Activation of the left amygdala to a cognitive representation of fear. *Nature Neuroscience, 4*(4), 437–441.

大脑如何读取心智

Frith, C. D., & Frith, U. (1999). Interacting minds – a biological basis. *Science, 286*(5445), 1692–1695.

 Grèzes, J., Frith, C. D., & Passingham, R. E. (2004a). Inferring false beliefs from the actions of oneself and others: An fMRI study. *NeuroImage, 21*(2), 744–750.

 Grèzes, J., Frith, C. D., & Passingham, R. E. (2004b). Brain mechanisms for inferring deceit in the actions of others. *Journal of Neuroscience, 24*(24), 5500–5505.

精神分裂症患者对声音的解读

Chadwick, P., & Birchwood, M. (1994). The omnipotence of voices: A cognitive approach to auditory hallucinations. *British Journal of Psychiatry*, *164*(2), 190–201. ("Kill yourself . . ." (p. 179) from p. 194; "Be careful . . ." (p. 179) from p. 193.)

精神分裂症患者难以承受的体验

MacDonald, N. (1960). Living with schizophrenia. *Canadian Medical Association Journal*, *82*, 218–221. ("The walk of a stranger . . ." (p. 179) from pp. 218–219.)

对妄想的共享（感应性精神障碍）

Sacks, M. H. (1988). Folie à deux. *Comprehensive Psychiatry*, *29*(3), 270–277. ("A 43-year-old housewife-writer . . ." (p. 181) from Case 1, pp. 275–276.)

琼斯镇惨案

Vankin, J., & Whalen, J. (1995). *The 60 Greatest Conspiracies of All Time*. Secaucus, NJ: Carol Publishing Group. ("On November 18, 1978 . . ." (p. 181) from p. 288; the transcript of Jim Jones' final speech is taken from "Alternative Considerations of Jonestown and Peoples Temple," sponsored by the Department of Religious Studies at San Diego State University: *http://Jonestown.sdsu.edu/*.)

透纳经历海上风暴

Clark, K. (1960). *Looking at pictures*. New York: Holt, Reinhart & Winston. ("got the sailors to lash me . . ." (p. 183) from p. 145.)

尾 声

叙述者和我

Borges, J. L. (1964). Borges and I. In *Labyrinths: Selected stories and other writings* (pp. 246–247). New York: New Directions.

脑中的意志

Frith, C. D., Friston, K., Liddle, P. F., & Frackowiak, R. S. J. (1991). Willed action and the prefrontal cortex in man – a study with PET. *Proceedings of the Royal Society of London, Series B – Biological Sciences, 244*(1311), 241–246.

前额皮层受损对意志性行为的影响

Shallice, T. (1988). The allocation of processing resources: Higher-level control. In *From neuropsychology to mental structure* (pp. 328–352). Cambridge: Cambridge University Press.

试图以不可预测的行为取悦实验者

Jahanshahi, M., Jenkins, I. H., Brown, R. G., Marsden, C. D., Passingham, R. E., & Brooks, D. J. (1995). Self-initiated versus externally triggered movements. I: An investigation using measurement of regional cerebral blood flow with PET and movement-related potentials in normal and Parkinson's disease subjects. *Brain, 118*(Pt. 4), 913–933.

Jenkins, I. H., Jahanshahi, M., Jueptner, M., Passingham, R. E., & Brooks, D. J. (2000). Self-initiated versus externally triggered movements. II: The effect of movement predictability on regional cerebral blood flow. *Brain, 123*(Pt. 6), 1216–1228.

实验者在参与者意志中的作用

Roepstorff, A., & Frith, C. (2004). What's at the top in the top-down control of action? Script-sharing and "top-top" control of action in cognitive experiments, *Psychological Research, 68*(2–3), 189–198.

最早的双脑实验

King-Casas, B., Tomlin, D., Anen, C., Camerer, C. F., Quartz, S. R., Montague, P. R. (2005). Getting to know you: Reputation and trust in a two-person economic exchange. *Science, 308*(5718), 78–83.

消除脑中的小矮人

Monsell, S., & Driver, J. (2000). Banishing the control homunculus. In S. Monsell & J. Driver (Eds.), *Control of cognitive processes: Attention and Performance XVIII* (pp. 3–32). Cambridge, MA: MIT Press.

利他行为的进化：亲缘选择

Dawkins, R. (1976). *The selfish gene*. Oxford: Oxford University Press.

利他行为的进化：利他性惩罚

Boyd, R., Gintis, H., Bowles, S., & Richerson, P. J. (2003). The evolution of altruistic punishment. *Proceedings of the National Academy of Sciences USA*, *100*(6), 3531–3535.

　　Haldane, J. B. S. (1999). Altruism. In K. Connolly & M. Margaret (Eds.), *Psychologically speaking: A book of quotations 10*. Leicester: BPS Books. ("I'd lay down my life . . ." (fn. 6) from p. 10; originally *New Scientist*, September 8, 1974.)

独裁者和最后通牒游戏

Henrich, J., Boyd, R., Bowles, S., Camerer, C., Fehr, E., & Gintis, H. (2004). *Foundations of human sociality: Economic experiments and ethnographic evidence from fifteen small-scale societies*. Oxford: Oxford University Press.

利他性惩罚对合作的提升作用

Fehr, E., & Gächter, S. (2002). Altruistic punishment in humans. *Nature*, *415*(6868), 137–140.

当我们惩罚搭便车者时，我们会获得回报

de Quervain, D. J., Fischbacher, U., Treyer, V., Schellhammer, M., Schnyder, U., Buck, A., & Fehr, E. (2004). The neural basis of altruistic punishment. *Science*, *305*(5688), 1254–1258.

我们不会对搭便车者产生共情

Singer, T., Seymour, B., O'Doherty, J. P., Stephan, K. E., Dolan, R. J., & Frith, C. D. (2006). Empathic neural responses are modulated by the perceived fairness of others. *Nature*, *439*(7075), 466–469.

婴儿对偶然事件和故意行为的区分

Shultz, T. R., Wells, D., & Sarda, M. (1980). Development of the ability to distinguish intended actions from mistakes, reflexes, and passive movements. *British Journal of Social and Clinical Psychology*, 19(Pt. 4), 301–310.

我们学会讨厌搭便车者

Singer, T., Kiebel, S. J., Winston, J. S., Dolan, R. J., & Frith, C. D. (2004). Brain responses to the acquired moral status of faces. *Neuron*, 41(4), 653–662.

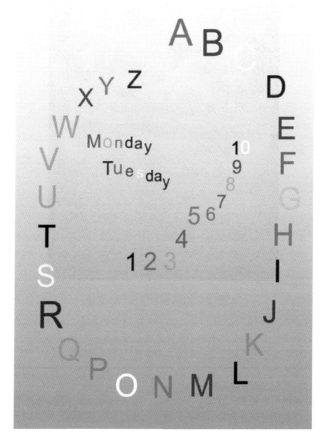

彩图 1　联觉体验

　　最常见的联觉是听到一个词便会产生一种颜色或者声音体验。每个字母和数字都有它特定的颜色，并且在空间中通常有特定的位置。在这幅图中，一个联觉者向我们展示了她如何体验字母和数字的颜色和空间。

　　资料来源：感谢罗莎琳德·里德利（Rosalind Ridley）。

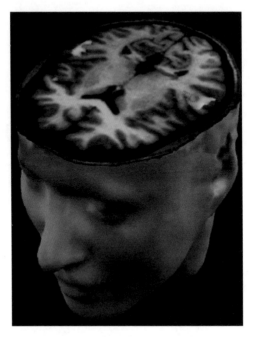

彩图 2　如何解读脑功能成像

这位志愿者躺在 MRI 扫描仪里听一些简单的声音。声音"点亮"了她的听觉皮层（如大脑两侧的小块橙色斑点所示）。

但所有这些并不完全是它看起来的那样。

大脑的黑白图来自结构扫描。有色斑点由功能扫描（fMRI）图像叠加而来，这使得图像更加模糊不清。

脑中的所有神经一直处于活跃状态。有色斑点显示了脑活动变化的区域，这让我们可以比较没有声音（除了扫描仪发出的持续噪声）时以及志愿者听到盖过扫描仪噪声的嘟嘟声时所发生的情况。

fMRI 检测的信号不是来自快速发生的神经活动变化，而是来自缓慢发生的血流变化（或者更精确地说是血氧变化）。神经活动需要血液供给的能量。有关动物的一些研究表明，血流变化可以很好地标示神经活动变化。

有色斑点显示的并不是脑区的活动，而是对这一活动的统计——这是一个真实变化而不是随机变化的可能性有多大。如果不严格统计的话，斑点面积会更大，并且能在更多脑区看到。

资料来源：感谢基亚拉·波塔斯（Chiara Portas）。

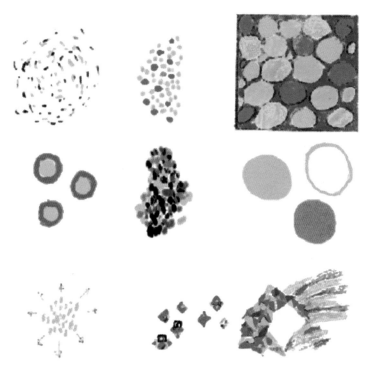

彩图 3　与癫痫发作（当其根源位于视觉皮层时）相关的体验图

资料来源：Panayiotopoulos, C. P. (1999). Elementary visual hallucinations, blindness, and headache in idiopathic occipital epilepsy: Differentiation from migraine. *Journal of Neurology, Neurosurgery and Psychiatry, 66*(4), 536–540.

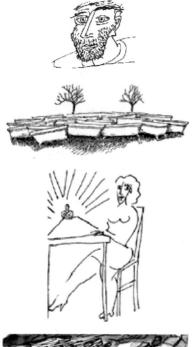

有些事情并不像看上去那样:"我认识 A 的妹妹……我对她的胡须感到惊讶……"

图像叠加:浴盆的多重像。

尺寸变形:坐在桌子末端的那个人看起来像小不点。

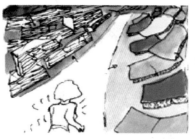

颜色错误:空间的左半部分失去了颜色。

彩图 4 梦中的视觉变形

资料来源:Schwartz, S., & Maquet, P. (2002). Sleep imaging and the neuro-psychological assessment of dreams. *Trends in Cognitive Science, 6*(1), 23–30.

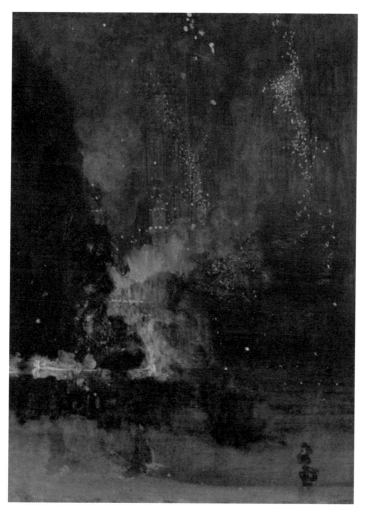

彩图 5　几小时的工作＋终身的知识

惠斯勒（J. M. Whistler）的画作《黑金夜曲：飘落的烟火》（*Nocturne in Black and Gold: The Falling Rocket*, 1875）。

资料来源：Photo © 2004, Detroit Institute of Arts. Gift of Dexter M. Ferry, Jr. (46.309). Photo akg-images/Erich Lessing.

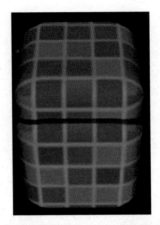

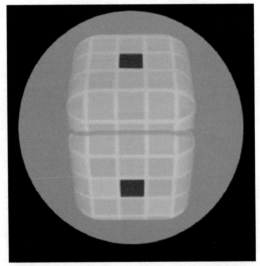

彩图 6　颜色存在于大脑中，而非纸面上

　　上图物体上下表面中间的正方形颜色看上去非常不一样：上面的是绿色，下面的是橙色。事实上，它们的颜色完全一样，正如下图物体所显示的一样。如果你不相信我的话，可在一张纸上剪两个洞，正好只能看见这两个正方形。

　　资料来源：伦敦大学学院（UCL）博·洛托（R. Beau Lotto）的实验室。

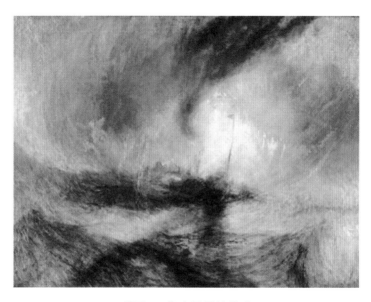

彩图 7　海上风暴的体验

透纳（J. M. W. Turner）的画作《暴风雪——汽船驶离港口》（*Snow Storm–Steam-Boat off a Harbour's Mouth Making Signals in Shallow Water, and Going by the Lead*, 1842）。

资料来源：Tate Britain, Photo akg-images/Erich Lessing.